Wir sind füreinander da

Bewusste Sprache
in der Pflege

I m p r e s s u m

www.lingva-eterna.de

Lektorat: Barbara Lösel, Nürnberg
Grafische Gestaltung und Layout; Marit Budschigk, GrafikDesign Alternative, Frensdorf
Satz und Druck: L/M/B Druck GmbH Mandelkow, Herzogenaurach
Gedruckt auf umweltfreundlichem, chlorfrei gebleichten Papier
Printed in Germany

ISBN 978-3-947-437-00-9

Ein Titeldatensatz für diese Publikation
ist bei der Deutschen Nationalbibliothek erhältlich.

Hinweise:
Die Namen der in den Fallbeispielen genannten Personen wurden geändert.
Im gesamten Text haben wir auf eine gute Lesbarkeit geachtet. Aus diesem Grund haben wir in erster Linie die männliche Form gewählt. Damit meinen wir natürlich Männer und Frauen gleichermaßen.
Wir sprechen in den Texten i.d.R. von „Pflegekräften". Das entspricht dem Sprachgebrauch in Deutschland. Uns ist bewusst, dass in der Schweiz in der Pflege Tätige als „Pflegepersonen" bezeichnet werden.

Mechthild R.
von Scheurl-Defersdorf (Hrsg.)

Wir sind füreinander da

Bewusste Sprache in der Pflege

Mit Beiträgen von:

Zenobia Frosch
Maria Lackner
Friederike Leuthe
Mechthild R. von Scheurl-Defersdorf
Petra Springer
Theodor von Stockert

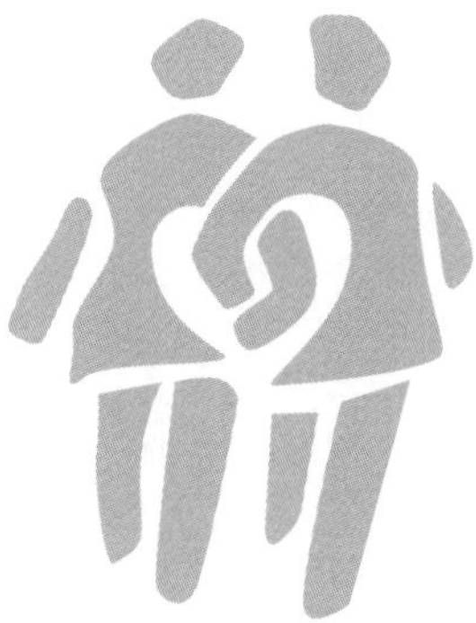

LINGVA ETERNA Verlag

Inhalt

Mechthild R. von Scheurl-Defersdorf

Vorwort

Die Pflege von kranken, alten und behinderten Menschen spielt in unserer Gesellschaft eine wesentliche Rolle. Die Anzahl der Pflegebedürftigen wird auch in den nächsten Jahren weiter wachsen. So wird auch das Bewusstsein für die so wichtige Aufgabe der Pflege in der Gesellschaft an Bedeutung gewinnen.

Die Sprache ist ein wesentliches Element der Pflege. Sie dient dem Austausch von Informationen, und zwar sowohl innerhalb eines Teams von Pflegekräften als auch im Kontakt zwischen Pflegenden und Patienten. Darüber hinaus prägt die Sprache das Klima in einem Patientenzimmer oder allgemein auf einer Station und einer ganzen Einrichtung. Eine klare, wertschätzende Sprache gibt Patienten und auch Angehörigen Orientierung und Sicherheit. Sie erleichtert es ihnen, im Rahmen ihrer Möglichkeiten aktiv mitzumachen, fördert den Heilungsprozess und entlastet bei Altersbeschwerden. Es gibt eine Sprache, die aufbaut und Kraft schenkt. Sie tut den Pflegenden ebenso gut wie den Pflegebedürftigen. Im Gegensatz dazu gibt es auch eine Sprache, die herunterzieht und Kraft kostet. Sie erschwert den Kontakt und macht Abläufe oft mühsam.

Das Lingva Eterna Sprach- und Kommunikationskonzept setzt genau hier an. Es befasst sich mit der Wirkung der Sprache auf die Kommunikation und auf die eigene Entwicklung. Der Schlüssel dazu ist der bewusste Umgang mit dem Wortschatz, der Grammatik und dem Satzbau. Die Struktur der Sprache spricht eine eigene Sprache. Das Ziel ist eine Sprache, bei der der Inhalt und die Form übereinstimmen. Dann hören Missverständnisse und Fehlinformationen weitgehend auf und alle Abläufe werden leichter. In einem solchen sprachlichen Umfeld fühlen Menschen sich wohl – das gilt auch für alle Beteiligten im Pflegebereich.

Ich habe dieses Konzept Mitte der neunziger Jahre begründet und dann ab 2004 mit dem Arzt und Neurowissenschaftler Dr. Theodor von Stockert weiterentwickelt. Er ist Senior Partner des Lingva Eterna Instituts und hat ausgehend von unserer gemeinsamen Arbeit mit diesem Konzept das Lingva Eterna Kommunikationsmodell entwickelt. Mit diesem gibt er eine praxisnahe Empfehlung in fünf Schritten für den Ablauf von gelingenden Gesprächen.

Unser Konzept bewährt sich in vielen Bereichen der Gesellschaft, auch in der Pflege. Hier bekommen wir von Pflegenden regelmäßig hervorragende Rückmeldungen für die Wirksamkeit unserer Anregungen. In dem vorliegenden Werk berichten vier professionell Pflegende sowie ich

selbst als ehemals pflegende Angehörige aus ihren jeweiligen Erfahrungsbereichen. So ist dieses Buch ein Buch aus der Praxis für die Praxis.
Die Autorinnen sind alle ausgebildete Lingva Eterna Dozentinnen. Sie haben eine reiche Erfahrung in unterschiedlichen Gebieten der Pflege und auch mit Lingva Eterna. Die in diesem Buch dargestellten sprachlichen Anregungen konzentrieren sich auf die Alten- und Krankenpflege, doch gelten sie für sämtliche Bereiche der Pflege, auch für solche, die in diesem Buch nicht eigens zur Sprache kommen wie zum Beispiel die Pflege von Kindern oder von Menschen mit Behinderungen.
Ich danke Dr. von Stockert für seinen anschaulichen Beitrag zum Kommunikationsmodell sowie den Autorinnen für ihre so lebendigen und praxisnahen Erfahrungsberichte. Ich danke allen Pflegenden von Herzen für ihre segensreiche Arbeit und wünsche ihnen dabei alles Gute!

Theodor R. von Stockert

Das Lingva Eterna Kommunikationsmodell

Wenn Menschen in einem komplexen Arbeitsprozess zusammenarbeiten und die einzelnen Personen unterschiedliche Tätigkeiten übernehmen, dann gewinnt die ständige Kommunikation aller Beteiligten zentrale Bedeutung für den geordneten Ablauf der Prozesse. Pflegende arbeiten oft unter großer physischer und emotionaler Belastung. Pflege findet rund um die Uhr statt, selbst wenn der Pflegeprozess zeitlich unterbrochen ist wie bei der ambulanten Pflege.

Um zu gewährleisten, dass der Patient die vielfältigen Hilfen jeweils zur rechten Zeit bekommt, sind Absprachen zwischen den einzelnen Dienstleistern nötig. Das ist bei der routinemäßigen Übernahme der Pflege durch die nächste Schicht beispielsweise in einem Pflegeheim noch relativ einfach, auf einer Klinikstation mit akut kranken Personen kann dies jedoch recht kompliziert sein. Dies erfordert, dass die verschiedenen Beteiligten immer wieder aktuelle Informationen weitergeben. Die Informationen müssen vollständig und verständlich sein – und die Beteiligten sollten in einer wohlwollenden Sprache miteinander kommunizieren. Der Pflegeberuf ist fordernd. Es bedarf einer durchgehend positiven Zuwendung zum Patienten, dass die Pflegenden sich ihrer anspruchsvollen Tätigkeit mit Genugtuung und Freude widmen können.

Für die klare und wertschätzende Kommunikation der Pflegenden untereinander, wie auch für die Kommunikation zwischen Pflegenden und Patienten erweist sich das Lingva Eterna Kommunikationsmodell als praxisnah, leicht verständlich und in hohem Maße wirksam. Ich habe es ausgehend von unserer Arbeit mit dem Lingva Eterna Sprach- und Kommunikationskonzept in mehrjährigen Anwendungsbeobachtungen entwickelt und in die jetzige Form gebracht. Seit 2016 habe ich es mehrfach ausführlich dargestellt. In unseren Seminaren und beim Coaching hat es einen wichtigen Platz.

Kommunikation ist die Kontaktaufnahme einer Person mit einer anderen oder auch mit mehreren anderen Personen. Das Medium dabei ist vor allem die Sprache. Diese bildet ein komplexes System mit mentalen und sprechmotorischen Elementen. Die Struktur der Sprache folgt einem eigenen Code und ist nicht aus anderen logischen Systemen wie beispielsweise der Mathematik ableitbar. Kommunikation ist nicht dasselbe wie Sprache, aber Sprache ist Teil einer Kommunikation.

Auch die Kommunikation hat eine eigene Struktur und erfolgt nach eigenen Regeln. Dabei spielen psychologische Aspekte eine größere Rolle als rein sprachstrukturelle. Wir lernen Kommunikation nicht im Grammatikunterricht. Wir haben das Verstehen ihrer Funktionsweisen nicht mit dem zwölften Lebensjahr abgeschlossen, sondern können auch im späteren Leben noch eine Menge dazulernen. Kommunikation ist weitgehend davon geprägt, was wir von unserem Gesprächspartner wollen, ob wir ihn schon kennen und wie wir insgesamt zu ihm stehen.

Der Sprecher will seinem Gesprächspartner etwas mitteilen, ihn etwas fragen oder er fordert ihn auf, etwas zu tun. Rein sprachlich hat er dafür drei verschiedene Satzformen zur Verfügung: den Aussagesatz, den Fragesatz und den Aufforderungssatz.

Bei jeder Kommunikation haben wir einen Sprecher und einen Hörer oder Gesprächspartner. Der Sprecher kommuniziert mit einer Absicht, auch wenn ihm diese nicht immer in allen Teilen bewusst ist. In der Art und Weise, wie er sich ausdrückt, sagt er neben seiner Botschaft auch immer etwas über sich selbst aus. Der Kommunikationspartner nimmt die Botschaft auf und antwortet darauf. Darüber wird er selbst zum Sprecher und der bisherige Sprecher geht in die Rolle des Gesprächspartners oder des Hörers. So kommt es zu einem dynamischen Prozess, an welchem beide Gesprächspartner gleichermaßen beteiligt sind. Das Lingva Eterna Kommunikationsmodell stellt diesen dynamischen Prozess in fünf Schritten dar:

- Die Intention
- Die Kontaktaufnahme
- Der Rahmen
- Der Diskurs
- Der Schluss

Das Fehlen eines oder mehrerer Schritte und auch deren Vertauschung in der Reihenfolge führt zu einer Störung des Ablaufs. Die Folgen sind oft Missverständnisse, Fehlinterpretationen und Ärger bis hin zu Zwietracht und sogar Zerwürfnis.

Das regelmäßige Anwenden der fünf Schritte in der richtigen Reihenfolge führt schon bald zu einer klaren und krisensicheren Kommunikation.

Die Intention

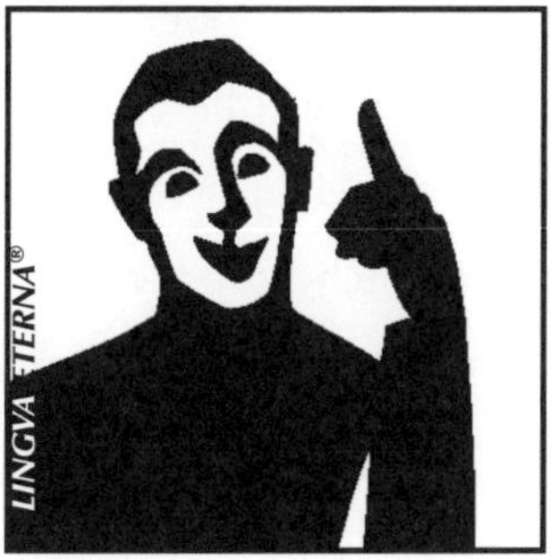

Noch bevor die Gesprächspartner in Kontakt kommen, entwickelt der Sprecher die Intention, eine andere Person anzusprechen und ihr etwas Bestimmtes zu sagen. Was er sagen wird, hat er dann ja schon gedanklich bearbeitet. Daran ist der Gesprächspartner noch nicht beteiligt.

Die Kontaktaufnahme

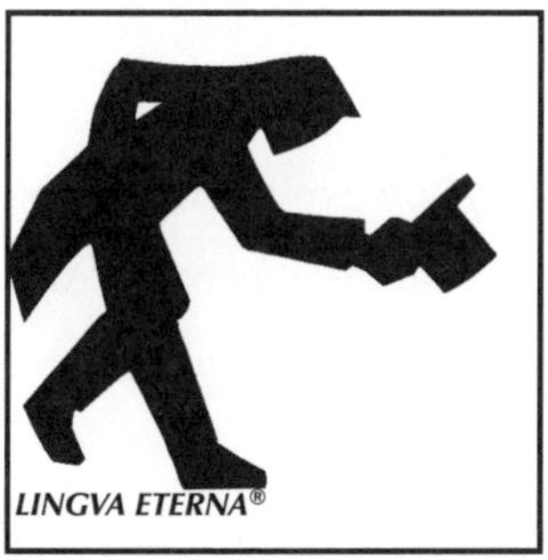

Der eigentliche Prozess der Kommunikation beginnt mit der Kontaktaufnahme. Der Sprecher wählt die angesprochene Person als Gesprächspartner. Dies zeigt er etwa in einem Gruß an: „Guten Morgen, Frau Lehmann!“ Dabei sieht er sie an und macht nach der Nennung ihres Namens eine kurze Pause. Wir nennen das „die drei A“: mit dem Namen ansprechen, anschauen und einmal atmen. Damit stellt der Sprecher den Kontakt her. Wenn diese Kontaktaufnahme fehlt, dann fühlt sich der Gesprächspartner überrumpelt und reagiert zurückhaltend. Die Art der

Kontaktaufnahme drückt die Achtung aus, die wir gegenüber dem Angesprochenen haben. Wenn sie wertschätzend ist, dann wird der Hörer gern bereit sein, auf das Anliegen des Sprechers einzugehen. Wenn der Sprecher bei der Kontaktaufnahme nicht die Achtung gegenüber dem Gesprächspartner ausdrückt, sondern sich unachtsam verhält, dann wird der Kontakt entsprechend belastet sein oder nur sehr einseitig verlaufen.

Der Rahmen

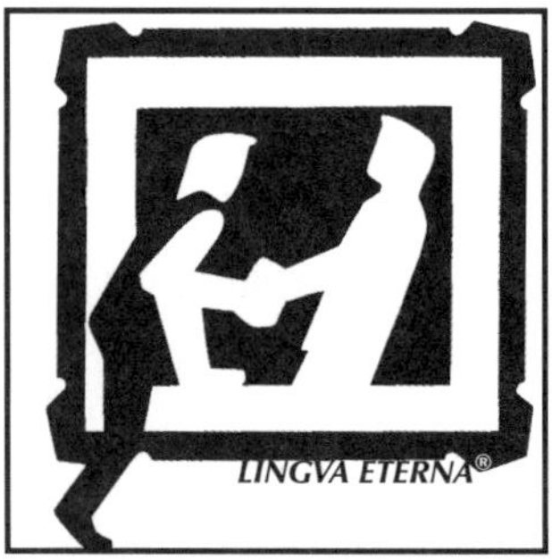

Mit der Intention, eine Person anzusprechen, hat der Sprecher bereits eine Idee, über was er mit dieser Person sprechen will. Davon weiß die Person jedoch noch nichts. Also schafft er einen Rahmen, mit dem er den Gesprächspartner auf ein Thema einstimmt. Andernfalls ist der Angesprochene nicht auf ein Gespräch eingestellt und fühlt sich überrumpelt. Der Sprecher sagt zum Beispiel: „Ich habe Sie letzthin bei diesem Vortrag in der Stadthalle gesehen." Darauf wird die angesprochene Person reagieren. Sie wird nicken und den Kontakt durch eine sprachliche Äußerung bestätigen: „Ja, richtig. Das war letzten Freitag."

Manche Sprecher neigen dazu, den Rahmen auszuschmücken und weitere Angaben zum Umfeld zu machen und zu kommentieren: „Ich finde die Stadthalle ja eigentlich hässlich, aber manchmal gibt es dort interessante Veranstaltungen wie die schöne Orchideen-Ausstellung vor drei Wochen." Damit kommt der Sprecher von seinem eigentlichen Anliegen ab, etwas zu dem Vortrag zu sagen. Wenn das zu weitschweifig wird, dann kann das für den Angesprochenen ermüdend sein und der Sprecher wirkt auf ihn diffus redselig.

Häufiger geschieht jedoch das Umgekehrte. Der Sprecher lässt den Rahmen ganz weg wie im folgenden Beispiel:

Herr Oberarzt Dr. Donner betritt das Stationszimmer der 4B. Ohne anzuklopfen, kommt er mit eiligen Schritten in den Raum, begrüßt keinen der anwesenden Pflegekräfte und denkt nicht daran, „Guten Tag!" zu sagen. Er spricht die Stationsleiterin Frau Regelein an, ohne sie beim Namen zu nennen: „Warum sind hier nur zwei Schwestern auf der Station? Es müssen mindestens drei sein. Frau Luft sollte schon lange im OP sein! Die machen uns die Hölle heiß!" Die Stationsleiterin ist gerade mit einer Neuaufnahme befasst und telefoniert. Sie fühlt sich durch den Auftritt des Oberarztes überrumpelt. Die zwei anderen Pflegekräfte sind ebenso bei ihrer Arbeit unterbrochen und blicken fragend auf – und alle sind unzufrieden.

Die Stationsleiterin hat 20 Minuten zuvor erfahren, dass eine Pflegekraft sich überraschend krank gemeldet hat. Sie weiß, dass die vorhandenen Pflegekräfte ohnehin schon überlastet sind, und hat sich bereits um eine vorübergehende Aushilfe von einer anderen Station bemüht. Diese ist bereits auf dem Weg in die Klinik.

Der Oberarzt bringt zunächst nur seinen Ärger über den personellen Engpass zum Ausdruck und konfrontiert damit die Stationsleiterin. Die erlebt den Oberarzt als grenzüberschreitend und emotional ungesteuert. Er macht sich berechtigte Sorgen über den rechtzeitigen Transport einer Patientin in den OP, und statt die Stationsleitung darüber ins Bild zu setzen, worum es ihm geht, macht er pauschale Vorwürfe. Er hat den Rahmen vergessen und dadurch nur Unmut erreicht. Er hätte die Stationsleiterin freundlich mit ihrem Namen ansprechen können: „Frau Regelein, – Frau Luft liegt in ihrem Bett noch auf dem Gang. Sie sollte schon längst im OP sein. Bitte veranlassen Sie, dass sie umgehend dort hingebracht wird! Die warten schon auf sie.“

Der Diskurs

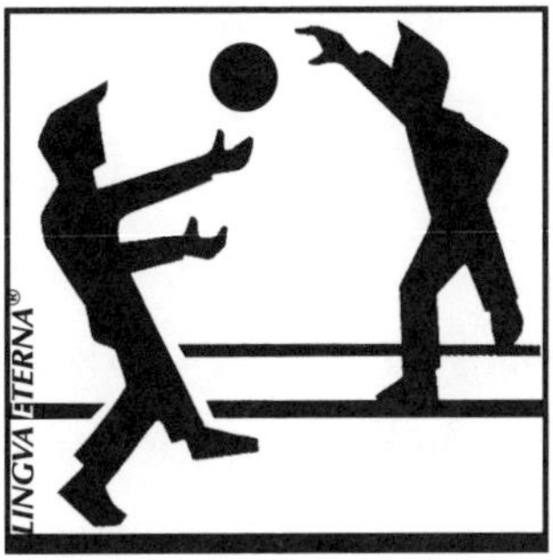

Wenn dieses Gespräch noch im Sinne einer Lösung weitergeht, dann werden beide Seiten ihre Vorstellungen und Argumente in Rede und Gegenrede austauschen und einen gemeinsamen Weg finden. Dabei können die Redeanteile recht unterschiedlich sein. In diesem Fall gehe ich davon aus, dass der Vorgesetzte mehr spricht als die Mitarbeiterin. Das ist durch die unterschiedlichen Rollen bedingt.

Der Schluss

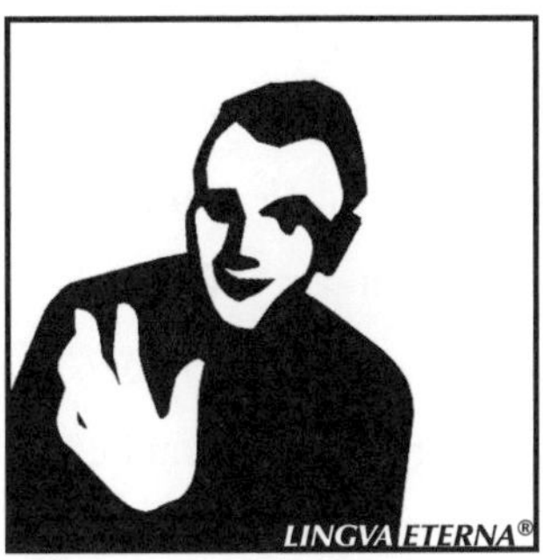

Wenn die beiden Gesprächspartner den Eindruck gewinnen, dass sie ihr Gesprächsziel erreicht haben, dann finden sie meist eine Formulierung für einen geeigneten Abschluss. Zum Beispiel kann die Stationsleiterin sagen: „Ja, das ist ein guter Hinweis. Ich werde dort anrufen und sehen, ob ich jemanden erreiche." Oder sie kann Herrn Dr. Donner noch einen schönen Urlaub wünschen. Damit verlässt sie zwar den thematischen Rahmen und bringt damit nur eine freundliche Abschlussformel. Doch auch das gehört zu einer befriedigenden Kommunikation, vor allem wenn die Gesprächspartner öfters bei der Arbeit kommunizieren und sich wiedersehen.

Dieses Kommunikationsmodell habe ich bewusst einfach gehalten, so dass ich es einem zehnjährigen Buben erklären kann und er es versteht. Es lässt sich für beliebig viele Situationen anwenden, sowohl bei der Planung eines Vorhabens als auch bei der nachträglichen Analyse von misslungenen Kommunikationsprozessen und der Suche nach einer geeigneten Lösung. Dabei lässt sich darstellen, welcher Schritt gefehlt hat oder wo der Sprecher die Reihenfolge einzelner Schritte vertauscht hat. Damit wird der Fehler meist sichtbar und die Gesprächspartner finden eine Lösung.

Das Kommunikationsmodell ist vielseitig anwendbar. Es eignet sich in so gut wie allen Pflegesituationen ganz allgemein für eine effiziente Gesprächs- und Verhandlungsführung, zur Prävention von Konflikten am Arbeitsplatz, und zur Mediation. Darüber hinaus hilft es auch bei der Kommunikation im privaten Bereich und in der Familie.

Ich wünsche Ihnen allen, die Sie sich für einen Beruf im Pflegebereich entschieden haben, hilfreiche Anregungen und gute Erfahrungen mit diesem praxisnahen Kommunikationsmodell.[1]

[1] Auf Seite 5ff. finden Sie Hinweise zu didaktischem Material zum Lingva Eterna Kommunikationsmodell

Petra Springer

Die Kraft der Sprache im Krankenhausalltag

Es ist Montagmorgen und ich bin auf dem Weg zur Arbeit. Ich sitze in der S-Bahn und meine Gedanken sind bereits im Krankenhaus. Ich arbeite seit 17 Jahren auf einer chirurgischen Station. Was der Tag wohl bringen wird? Hoffentlich hat Herr Lehmann die Nacht gut überstanden?! Wie wird es Frau Köhler gehen? Sicherlich wird es wieder ein anstrengender Frühdienst. Ich hoffe inständig, das Schwester Karin nicht krank geworden ist, sie war in der letzten Tagen stark verschnupft. Und eigentlich sollte heute auch die neue Schülerin aus dem zweiten Ausbildungsjahr ihren Dienst bei uns antreten. Ich liebe meinen Beruf, die Patienten, und meine Kollegen mag ich auch. Aber manchmal habe ich das Gefühl, dass mir alles über den Kopf wächst. Ich habe nach 17 Berufsjahren immer noch Ideale und will für meine Patienten da sein, auch wenn nicht jeder Patient meine Arbeit zu schätzen weiß. Gleichzeitig liebe ich meine Familie. Ich bin verheiratet und habe zwei heranwachsende Kinder, sie sind mein ganzer Stolz. Meistens bekomme ich den

Spagat zwischen Familie und Beruf ganz gut hin. Meistens! Und manchmal habe ich Angst auszubrennen! Was ist, wenn ich es eines Tages nicht mehr schaffe, freundlich zu sein zu den Patienten? Wenn ich kein Verständnis mehr aufbringe für ihre Sorgen und Nöte? Einige meiner Kolleginnen sind schon an ihre Grenzen gelangt, das bekommen dann auch die Patienten zu spüren – ihr Ton wird härter und sie reden einfach unfreundlicher. Gerade mit den Patienten, die auch manchmal nicht den richtigen Ton finden und uns wie Servicepersonal betrachten. Ich will mit ganzer Kraft weiterhin in diesem Beruf arbeiten und auch junge Menschen, zukünftige Pflegekräfte, auf diesem Weg begleiten. Es ist ein herausfordernder und erfüllender Beruf zugleich. Wie kann mir das gelingen???

Kommen Ihnen diese Gedanken bekannt vor? Haben Sie sich schon einmal ähnliche Fragen gestellt? Dann halten Sie das richtige Buch in den Händen. Es hat den Weg zu Ihnen gefunden und es wird Ihnen durchaus einen Teil Ihrer Fragen beantworten. Lassen Sie sich auf die faszinierende Welt der Sprache ein. Und ich verspreche Ihnen wunderbare Aha-Erlebnisse und die Möglichkeit, frisch gestärkt, mutig und optimistisch weiter Ihren ganz persönlichen Weg in der Pflege zu gehen.

Zunächst bringe ich Ihnen meinen tiefen Respekt und meine Wertschätzung zum Ausdruck. Sie haben sich für einen Beruf entschieden, der einen wertvollen Beitrag für die Lebensqualität von Menschen leistet. Sie stehen im Dienste des Menschen – als Mensch für Menschen – mit Ihrer ganzen Kraft, Ihrem Herzen und Ihrer hohen fachlichen Qualifikation. Sie arbeiten in einem Berufsfeld, das sich in den letzten Jahrhunderten entwickelt und stark gewandelt hat. Der Pflegedienst hat sich von einer rein dienenden Tätigkeit zu einem Beruf entwickelt. Sie arbeiten heute mit Pflegestandards, Pflegeassessments und Pflegediagnosen, auf der Basis neuester medizinischer, pflege- und sozialwissenschaftlicher Erkenntnisse. Die Technik hat auch in den Bereich der Gesundheits- und Krankenpflege Einzug gehalten und fordert von Ihnen ein ganz neues Berufsverständnis. Sie arbeiten in multiprofessionellen Teams, Sie arbeiten interkulturell und multidisziplinär. Mit spezifischen fachlichen Fort- und Weiterbildungen aktualisieren Sie Ihre fachliche Kompetenz stets aufs Neue und gewährleisten eine hohe Qualität im Bereich Pflege. Sie müssen Entscheidungen treffen und tragen ein hohes Maß an Verantwortung für Ihr eigenes Handeln.

Neben all dieser beschriebenen Vielschichtigkeit Ihrer Profession und Ihrer dazu erforderlichen differenzierten Kompetenzen sind und bleiben Sie und Ihre Kollegen diejenigen, die 24 Stunden Kontakt zum Patienten haben. Sie sind diejenigen, die den Klienten Tag und Nacht begleiten, ihn in seinen intimsten Situationen unterstützen. Sie bieten ihm Schutz und Pflege auf physischer Ebene an und sind hinhörende, tröstende und motivierende Gesprächspartner. Sie haben das professionelle Verständnis für schwierige kommunikative Situationen. Sie bleiben mit dem Patienten im Gespräch und begleiten seinen Genesungsprozess mit Empathie und Wertschätzung. Sie sind Ansprechpartner für Familien, Angehörige und Freunde. Sie sind Teil eines Teams und brauchen immer wieder neu Langmut.

Der Erfolg Ihres Tages ist geprägt von zwischenmenschlichen Beziehungen. Gelingen Ihnen diese, erfüllt Sie Ihre Arbeit und Sie bleiben auch in anstrengenden Zeiten gesund.

Mir ist bewusst, dass Sie sich den genannten Herausforderungen tagtäglich stellen und dass es Ihnen manchmal mehr und manchmal weniger gelingt, den hohen Anspruch an sich selbst zu verwirklichen. Der Psychologe Carl Rogers sagt, dass die Kommunikation mit anderen Menschen gelingt, wenn wir diese in ihrem ureigensten Sein respektieren. Wenn wir jedem Menschen mit Achtung und Wertschätzung begegnen – vorurteilsfrei.[2] Eine zutiefst humanistische Ansicht, die ich bedingungslos teile. Sie zu leben, ist weit mehr als das Nutzen einer erlernten Technik, einer Methode oder

[2] Rogers, Carl: Die nicht-direktive Beratung. Frankfurt/M. 1985

eines Modells – es ist eine Haltung. Sie beginnt bei jedem Einzelnen von uns, bei Ihnen, wie auch bei mir. Beginnen Sie, sich selbst diese beschriebene Achtung und Wertschätzung uneingeschränkt und vorurteilsfrei entgegenzubringen. Entwickeln Sie Empathie für sich selbst und seien Sie geduldig in allem, was Sie tun. Sie sind es wert, geliebt und geschätzt zu werden. Behalten Sie dies bitte im Blick. Viele Menschen – und gerade Beschäftigte aus der Pflege – neigen dazu, sich selbst zu vergessen. Doch ist eine gesunde Liebe zu sich selbst wichtig. Wir können nämlich nur dann wirklich gut mit anderen umgehen, wenn wir auch mit uns selbst gut umgehen.
Achten Sie sich selbst, dann wird es Ihnen leicht gelingen, diese Achtung und Wertschätzung auch gegenüber Ihren Mitmenschen zu zeigen, selbst in herausfordernden Situationen. Mit der Sprache halten Sie dafür einen goldenen Schlüssel in der Hand. Ich werde auf den folgenden Seiten Ihren Blick und Ihre gesamte Wahrnehmung auf das Thema Sprache lenken. Dabei begleite ich Sie durch Ihren Tag auf Station. Ich verspreche Ihnen: Mit dem bewussten Wahrnehmen Ihrer Sprache und mit nur kleinen Veränderungen werden Sie die Kommunikation mit Ihren Patienten und Kollegen verbessern. Sie – und die Menschen in Ihrem Umfeld – werden staunen, wie präsent Sie sind, wie klar Ihre Botschaften sind und mit wie viel Wertschätzung Ihnen das gelingt.

Den Tagesbeginn achtsam und besonnen gestalten

Bereits der Beginn des Tages kann darüber entscheiden, wie der Tag weiter verlaufen wird. Ein guter Einstieg, ein achtsamer und friedlicher Auftakt bringen die richtigen Schwingungen in Gang und tragen Sie durch den Tag.

Stellen Sie sich vor, Sie haben Frühdienst und beginnen mit Ihrer Morgenrunde durch die Zimmer. Oft gestaltet sich die Situation wie folgt:

Die Pflegekraft öffnet schwungvoll die Tür zum Patientenzimmer. Sie schaltet das Licht ein und ruft im gleichen Augenblick ein fröhliches und lautes „Morgen allerseits, ich muss jetzt leider Licht machen!“ ins Zimmer. Die Patienten ziehen sich daraufhin die Bettdecken bis an den Haaransatz, grummeln vor sich hin und unter der ein oder anderen Decke ist zu hören: „Ich will noch schlafen“, „Macht das Licht aus“ oder „Ich bin noch müde“. „Raus aus den Federn!“, lautet jetzt der nächste Satz. Die Pflegekraft hat einen Plan im Kopf. Sie weiß, welche Tätigkeiten als Nächstes anstehen, und will ihre Arbeit gut und effizient erfüllen. Nur mühsam lassen sich die Patienten mobilisieren und die Stimmung im Zimmer ist unterkühlt. In der Pflegekraft macht sich Unbehagen breit; ihr Wecker hat schon um 4.30 Uhr geklingelt und sie will den Patienten schließlich nichts Böses, sondern nur helfen.

Geben Sie sich und Ihren Patienten den Raum und die Zeit, wach zu werden, sich zu orientieren, den Tag zu begrüßen, um dann gemeinsam mit Ihnen alles, was ansteht, anzugehen.

So wird es der Pflegekraft leicht gelingen: Sie geht zum Patientenzimmer, klopft an die Tür, wartet einen Moment und öffnet achtsam die Tür. Sie begrüßt die Patienten: „Ich wünsche Ihnen einen guten Morgen. Bitte schließen Sie die Augen oder ziehen Sie sich die Decke über den Kopf, ich werde gleich das Licht anmachen. Sind Sie alle bereit? Ich mache jetzt das Licht an. Bleiben Sie noch einen Moment so eingekuschelt liegen. Ich öffne jetzt das Fenster und lasse die frische Morgenluft ins Zimmer."

Mit dieser Begrüßung werden Sie und Ihre Patienten einen leichteren Start in den Morgen haben. Die Atmosphäre im Zimmer wird geprägt sein von einer verständnisvollen Rücksichtnahme. So werden die Patienten willig mitmachen und es wird Ihnen gut gelingen, ihnen bei den morgendlichen Aktivitäten zu assistieren.

Was hat die Pflegekraft in ihrer morgendlichen Begrüßung anders gemacht als vorher?

Sie hat vier sprachliche Aspekte beherzigt und auf diese Weise die Gesprächssituation mit den Patienten souverän gestaltet. Dabei war sie präsent, klar und wertschätzend:

Sie hat zu den Patienten wertschätzend Kontakt aufgenommen.

Sie hat in vollständigen Sätzen gesprochen.

Sie hat zwischen ihren Sätzen minimale Pausen gemacht.

Sie hat ihrem Gesprächspartner mitgeteilt, was ihre nächsten Handlungsschritte sein werden.

So war es für alle Beteiligten leicht, auch für sie selbst.

Wertschätzende Kontaktaufnahme – die drei A

Kommunikation bedeutet: in Kontakt treten, also sinnbildlich einen Schritt auf einen Menschen zugehen, ihn ansehen und ihn bewusst wahrnehmen. Eine wertschätzende Kontaktaufnahme ist der Schlüssel dafür, dass die nachfolgende Gesprächssituation gelingt. Die wertschätzende Kontaktaufnahme ist ein wesentliches Element des *L*ingva Eterna Kommunikationsmodells. Sie ist der zweite Schritt von insgesamt fünf Schritten. Das Lingva Eterna Kommunikationsmodell arbeitet hier mit den drei A. Mit den drei A sind Sie in der Lage, jegliche Gesprächssituation wertschätzend und achtsam zu beginnen.

Die drei A stehen für: Ansprechen mit den Namen, Anschauen und Atmen. Alle drei Elemente sind wichtig. Kleine Kinder beherrschen diese wertschätzende Kontaktaufnahme intuitiv. Es ist ein wesentlicher Grund dafür, dass sie so viel erreichen. Von ihnen können wir viel lernen, auch und gerade für die Pflege.

Auch Sie haben in Ihrer frühesten Kindheit genau auf diesem Weg Kontakt zu Ihren Mitmenschen aufgenommen. Diejenigen unter Ihnen, die gerade selbst kleine Kinder haben oder schon zu den glücklichen Großeltern zählen, kennen folgende Situation sicher gut:

Eine junge Mutter steht in der Küche und kocht. Aus dem Kinderzimmer hört sie ihre dreijährige Tochter Anne-Sophie rufen: „Mama!" Die junge Mutter, die gerade das Mittagessen für die vierköpfige Familie kocht, antwortet mit einem fragenden: „Ja?" Daraufhin ruft Anne-Sophie wieder: „Mama!" Dann läuft sie in die Küche, stellt sich direkt neben ihre Mutter und wiederholt mit Nachdruck: „Mama!" Ihre Mutter schält Kartoffeln. Genervt erwidert sie: „Jaaaaa!" Anne-Sophie beginnt zu quengeln und wiederholt immer wieder ihre Ansprache an die Mutter, sie beginnt zu weinen und zieht ihre Mutter am Ärmel. Die Mutter legt die Kartoffeln und das Messer ab, wendet sich mit ihrem ganzen Körper Anne-Sophie zu und schaut ihr in die tränenden Augen. „Darf ich einen Apfel essen?", fragt Anne-Sophie schluchzend. Die Mutter lächelt, umarmt Anne-Sophie und gibt ihr einen Apfel. Fröhlich strahlend hüpft Anne-Sophie wieder zu ihren Puppen ins Kinderzimmer.

Was wollte Anne-Sophie von ihrer Mutter – außer dem Apfel? Anne-Sophie ist ihrem ganz natürlichen Instinkt gefolgt und wollte mit ihrer Mutter in Kontakt treten, sich mit ihr im Gesprächsmoment verbunden fühlen. Erst nachdem die junge Mutter ihre Küchenarbeit ruhen ließ und sich ihrer Tochter mit voller Aufmerksamkeit zuwendete, beruhigte sich das kleine Mädchen und kam auf ihren Wunsch zurück.

Mit dem Tag unserer Ent-Bindung suchen wir Menschen den Kontakt zu anderen Menschen und wollen mit ihnen verbunden sein. Wir wollen geachtet und geliebt werden. Die kleine Anne-Sophie wird im Laufe ihrer Sozialisation lernen – wie wir es alle getan haben –, den Verlust dieses wertvollen Augenblickes hinzunehmen und einzig und allein auf das Ergebnis zu schauen. Stellen Sie sich die gleiche Szene zwei Jahre später vor. Anne-Sophie wird sich mit dem ersten Ja ihrer Mutter zufriedengeben. Anschließend wird sie nach dem Apfel fragen und sich nach einem bejahenden Ruf aus der Küche den Apfel selbst holen – ohne mit ihrer Mutter wahrhaft in Verbindung gewesen zu sein. Noch zwei Jahre später wird Anne-Sophie selbst auf das erste Ja ihrer Mutter verzichten und in einem Atemzug äußern: „Mama, darf ich einen Apfel essen?“ oder einfach nur: „Darf ich einen Apfel?“

Mit dieser wenig achtsamen Art der Kontaktaufnahme nehmen wir uns wertvolle Augenblicke des Lebens. Darüber hinaus bauen wir Barrieren in jedes Gespräch ein und sind dann erstaunt, wenn wir an anderen Menschen „vorbeigeredet“ haben.

Die drei A helfen uns, uns wieder auf unseren Instinkt und das gute Gespür für Kommunikation zu besinnen. Im Einzelnen heißt das:

Ansprechen – Sprechen Sie Ihren Gesprächspartner wertschätzend an und begrüßen Sie ihn freundlich mit seinem Namen.

Anschauen – Nehmen Sie Blickkontakt auf und warten Sie, bis Ihr Gesprächspartner Ihren Blick erwidert.

Atmen – Gönnen Sie sich eine Atempause, bevor Sie weitersprechen. Damit geben Sie Ihrem Gesprächspartner die Chance, sich Ihnen ganz zuzuwenden und auf die kommende Gesprächssituation einzulassen. Das hat auch einen angenehmen Effekt auf Sie selbst und Ihre Stimme: Sie wirken präsent und zugewandt. Ihre Stimme ist damit wärmer als ohne die minimale Atempause nach dem Namen.

Begegnen sich Menschen und treten sie bewusst und achtsam miteinander in Kontakt, dann fühlen sich beide Gesprächspartner gesehen und geschätzt. Damit schaffen sie eine friedvolle Atmosphäre und die Basis für ein gelingendes Gespräch. Dieser Augenblick der

Achtsamkeit öffnet das Herz Ihres Gesprächspartners und auch Ihr eigenes. Probieren Sie es aus. Die Gespräche gewinnen mit den drei A an Tiefe und Wärme. Ich wünsche Ihnen eine wohlwollende Kontaktaufnahme mit Ihren Mitmenschen – Ihren Patienten, Familienangehörigen und Freunden.

Vollständige Sätze – Klarheit für alle

Mit einem energischen „Raus aus den Federn!", das sicherlich fröhlich klingen und die Patienten motivieren soll, wird die Pflegekraft ihr Ziel nicht erreichen. Diese Aussage ist einc umgangssprachliche Floskel in Form eines unvollständigen Satzes. Es fehlt das Verb.

„Raus aus den Federn!" – mit diesem halben Satz nimmt sich die Pflegekraft selbst zurück, der Patient fühlt sich nicht gesehen und ist darauf angewiesen, diese Floskel zu kennen, um sie zu begreifen. Ältere Menschen mit demenziellen Veränderungen oder Menschen aus anderen Kulturkreisen können diesen Satz selten deuten: Wo sind Federn? Diese und ähnliche floskelhafte Formulierungen produzieren Unklarheiten und Unwohlsein für alle Beteiligten.

Gönnen Sie sich und Ihren Patienten ganze Sätze. Damit nehmen Sie mehr Raum ein als in dem Stummelsatz. So zeigen Sie sich. Sagen Sie, was Sie wirklich meinen. Formulieren Sie Ihre Handlungsaufforderung klar und wertschätzend und kündigen Sie gleich Ihre Hilfe an. Das klingt dann so: „Herr Lehmann, bitte stehen Sie jetzt auf. Ich werde Ihnen dabei helfen."

Pausen machen und Zeit gewinnen

Kennen Sie das? Sie sind im Gespräch mit einem Kollegen. Dieser berichtet Ihnen von seiner letzten Weiterbildung. Er will Ihnen „in aller Kürze" und ganz „auf die Schnelle" alle Details erzählen und sprudelt förmlich über. Sie hören aufmerksam hin und spüren mehr und mehr eine Enge im Brustkorb. Nach gefühlten dreißig Sätzen ohne Punkt und Komma holt Ihr Kollege tief Luft und Sie ebenfalls. Sie haben das Gefühl, während des Zuhörens die Luft angehalten zu haben. Was ist passiert?

Die Satzmelodie Ihres Kollegen ist beim Sprechen immer gleich geblieben. So hörten sich seine Ausführungen an, als setze er weder ein Komma noch beende er den Satz am Ende tatsächlich mit einem Punkt. Das Ergebnis einer solchen Sprechweise ist für beide Gesprächspartner ineffizient und das Gespräch ist sogar anstrengend. Diese Art der Betonung – oder vielmehr der Nicht-Betonung – verhindert eine entsprechende Atmung, so dass nach mehreren Sätzen der Sprecher und tatsächlich auch Sie als Zuhörer förmlich nach Luft schnappen. Diese eingeengte Atmung baut Druck auf und erzeugt

Stress. Sprecher und Hörer fühlen sich gleichermaßen von etwas angetrieben. Das ist die körperliche Ebene, bezogen auf die Atmung. Gleichzeitig ist auch unser Gehirn mit dieser Art der Kommunikation überfordert. Der Zuhörer braucht vier Sekunden Zeit, um die bei ihm ankommende Information im Gehirn aufzunehmen und ein Bild zu entwickeln. Nur so ist er in der Lage, dem Gesagten seines Gesprächspartners zu folgen und die Fakten tatsächlich aufzunehmen. Erst dann ist ein Informationsaustausch, ein konstruktives Gespräch möglich.

Stellen Sie sich bitte noch einmal die morgendliche Situation im Patientenzimmer vor. Nach dem ersten Satz „Ich wünsche Ihnen einen guten Morgen" machen Sie eine kurze Pause – für sich und die Patienten. Sie schauen sich im Patientenzimmer um und nehmen mit den Patienten, die bereits wach sind und verbal oder nonverbal ihren Morgengruß entgegennehmen, Blickkontakt auf. Erst dann lassen Sie den zweiten Satz folgen: „Bitte schließen Sie die Augen oder ziehen Sie sich die Decke über den Kopf" – Pause – „Ich werde gleich das Licht anmachen. Sind Sie alle bereit?" – Pause – „Ich mache jetzt das Licht an. Bleiben Sie noch einen Moment so eingekuschelt liegen. Ich öffne jetzt das Fenster und lasse die frische Morgenluft für Sie herein."

So viele Pausen, fragen Sie sich sicher gerade. Ihre jahrelange Berufserfahrung signalisiert Ihnen, dass so viel Zeit für Pausen nicht vorhanden ist. Ich kann Ihr Zögern gut nachempfinden. Probieren Sie es aus, der Erfolg wird Sie motivieren und Ihnen einen neuen Blickwinkel ermöglichen. Die Sprechpausen dauern nur einen Wimpernschlag, einen Atemzug lang und schenken Ihnen und Ihren Patienten in der nachfolgenden Pflegesituation tatsächlich und nachweisbar Zeit – Zeit, die daraus resultiert, dass Sie achtsam und wertschätzend eine Wohlfühlatmosphäre beim Wecken geschaffen haben. Die Patienten haben verstanden, was Sie wollen. Die Mobilisierung der Patienten wird daraufhin leicht gelingen und die Pflegehandlungen fließend erfolgen. Während des Lüftens können Sie bereits einige Dinge im Zimmer richten und sich alle erforderlichen Materialien für die Pflege vorbereiten.

Tipp

Pater Anselm Grün formulierte es so treffend: „Pausen sind notwendig, damit unser Leben gelingt – sie gehören zur Kunst des Lebens."[3] Das Wort „Pause" kommt vom griechischen Wort „anapausein" – aufhören lassen, Ruhe verschaffen, erquicken. Nehmen Sie das Wort „Pause" achtsam und mit Bedacht in Ihren

[3] Grün, Anselm: Einfach leben. Monatsbrief 11/2016. Freiburg 2016

Wortschatz auf und gönnen Sie sich und Ihrem Körper bewusst Pausen. Eine Pause zu machen, ist heilsam und trägt zur Regeneration Ihres Körpers bei. Achten Sie auf sich und Ihre Gesundheit, dann werden Sie in der Lage sein, mit Engagement und Herz Ihren Pflegeberuf lange auszuüben.

Gedanken und Handlungsschritte benennen

Wie haben Sie bis jetzt kommuniziert? Haben Sie bereits bewusst mit Sprache gearbeitet?

Bei dem Beispiel der morgendlichen Begrüßung habe ich Ihnen folgende sprachlichen Hinweise gegeben: Nehmen Sie wertschätzend Kontakt mit den Patienten im Zimmer auf. Achten Sie in Ihrer Ansprache darauf, alle Aussagen als vollständige Sätze zu formulieren. Geben Sie sich und den Patienten den erforderlichen Raum und die Zeit, die ein Tagesbeginn braucht. Machen Sie beim Sprechen bewusst Pausen und atmen Sie. Die dadurch von Ihnen geschaffene Wohlfühlatmosphäre ist die Basis für das gute Gelingen Ihrer pflegerischen Beziehung zu den Patienten.

Ich gehe einen Schritt weiter. Mit den Formulierungen „Ich werde gleich das Licht anmachen“ oder „Bleiben Sie noch einen Moment so eingekuschelt liegen. Ich öffne jetzt das Fenster und lasse die frische Morgenluft

ins Zimmer" haben Sie den Patienten Ihre geplanten Handlungsschritte kundgetan, das heißt, die Patienten konnten sich so auf Ihr bevorstehendes Handeln einstellen.
Kennen Sie diese Situationen: Sie kommen von der Arbeit nach Hause und hoffen, dass Ihr Mann schon den Abendbrottisch gedeckt hat. Sie hoffen, dass Ihre zehnjährige Tochter den Müll rausgebracht hat. Und Sie wünschen sich, ...?
Kennen Sie auch das Ergebnis Ihrer Wünsche? Ja – meist bleiben sie unerfüllt. Und das hat in erster Linie mit uns selbst zu tun und weniger mit unseren Mitmenschen. Denn wenn Sie genau hinschauen, sehen Sie, dass die Wünsche in erster Linie nicht „erhört" wurden und erst im zweiten Schritt nicht erfüllt. Woran liegt das? Wir Menschen glauben, dass unsere subjektive Wahrnehmung der Welt auch für unsere Mitmenschen wahrnehmbar und spürbar ist. In diesem Kontext gehen wir selbstverständlich davon aus, dass der Mann unseren Wunsch vom gedeckten Abendbrottisch kennt und die Tochter weiß, dass sie den Müll rausbringen soll – doch dem ist nicht so. Es ist erforderlich und sinnvoll, unsere Wünsche und Erwartungen auszusprechen.
Die Gesprächssituationen, denen wir insgesamt begegnen, insbesondere die im beruflichen Kontext, setzen eine Klarheit voraus, die weit über die Intuition hinausgeht.

Es ist weder die Aufgabe der Patienten noch die Ihre, die Gedanken des anderen zu erahnen.
Sie tragen als Pflegefachkraft die Verantwortung für Ihr Handeln, das heißt, Sie haben die Durchführungsverantwortung. Jede pflegerische Handlung, die Sie initiieren und durchführen, haben Sie auch zu verantworten. Ihre Qualifikation, Ihr präzises und kompetentes Arbeiten unter Berücksichtigung der jeweils individuellen Pflegesituation des Patienten tragen maßgeblich zur Genesung des Patienten bei. Sie arbeiten in einem Team – Sie delegieren Arbeitsschritte, Sie geben Beobachtungen weiter, Sie tauschen Informationen aus. Oft sind die entsprechenden Situationen zeitlich eingeschränkt, Sie erleben Druck und Anspannung und suchen nach einfachen Lösungen. „Gespart" wird dann häufig an der Kommunikation, in der Hoffnung, Zeit zu gewinnen und schneller arbeiten zu können. Das Ergebnis sind unklare und unpräzise Sätze ohne Subjekt-Objekt-Aussagen, die ein großes Potenzial an Fehlinterpretationen bieten, sowohl menschlich auf der Beziehungsebene als auch faktisch auf der Handlungsebene.
Es gibt einen zweiten Aspekt: Jeder Mensch, mit dem wir ein Gespräch beginnen wollen, ist bis zum Zeitpunkt unserer Begrüßung in seiner Gedankenwelt versunken, mit seinem eigenen Handeln beschäftigt.

Bitte stellen Sie sich folgende Situation vor: Der bereits genannte Herr Lehmann hat heute einen Röntgentermin. Schwester Katrin wird ihn dazu in die Röntgenabteilung begleiten. Es erfolgt der Anruf aus der Röntgenabteilung: „Herr Lehmann kann in 15 Minuten gebracht werden." Schwester Katrin schaut auf die Uhr und entscheidet sich dafür, noch den Blutdruck bei Frau Krause zu messen und anschließend Herrn Lehman in die Röntgenabteilung zu bringen. Herr Lehmann liegt währenddessen in seinem Bett und weiß davon nichts. Er hat gerade ein Telefonat mit seiner Frau beendet. Er ist aufgewühlt, denn seine Frau hat ihm von einem Schreiben der Versicherung erzählt, welches Klärung bedarf. Er kann jedoch in seiner momentanen Situation wenig ausrichten und muss warten, bis ihn seine Frau heute Nachmittag besuchen und das Schreiben mitbringen wird.

Schwester Katrin geht zum ahnungslosen Herrn Lehmann. Sie weiß, der Röntgentermin ist wichtig, und sie will Herrn Lehmann unverzüglich dort hinbringen. Sie betritt das Zimmer. Während sie auf das Bett von Herrn Lehmann zugeht, spricht sie ihn an: „Ihr Röntgentermin ist jetzt. Ich bringe sie runter."

„Jetzt?", fragt Herr Lehmann irritiert.

„Ja, das hat Ihnen der Arzt doch zur Visite gesagt."

„Ich muss jetzt erst mal zur Toilette."

„Beeilen Sie sich, Herr Lehmann, das Röntgen wartet nicht!“

Schwester Katrin und auch Herr Lehmann sind frustriert. Beide empfinden Druck und Hektik. Schwester Katrin weiß, dass die Termine in der Röntgenabteilung immer eng getaktet sind, und will unbedingt die geplante Untersuchung für den Patienten gewährleisten. Herr Lehmann wusste zwar, dass die Untersuchung heute stattfinden wird, jedoch nicht, zu welcher Uhrzeit. Er ist aufgeregt und will daher zunächst die Toilette aufsuchen.

So kann diese Situation für alle ohne Zeitdruck und Missverständnisse gelingen:

Nachdem der Anruf aus der Röntgenabteilung erfolgt ist, schaut Schwester Katrin auf die Uhr. Sie entscheidet sich dafür, zunächst Herrn Lehmann über die bevorstehende Untersuchung zu informieren und dann den Blutdruck von Frau Krause zu messen. Sie geht ins Zimmer von Herrn Lehmann und stellt sich ans Fußende des Bettes. Dann sagt sie zu ihm: „Herr Lehmann, es geht um die bei der Visite angekündigte Röntgenuntersuchung. Ich werde Sie in 15 Minuten in die Röntgenabteilung begleiten. Sie dürfen jetzt gerne noch etwas trinken und zur Toilette gehen. Ich werde Sie dann rechtzeitig abholen. Bis später, Herr Lehmann“!

Schwester Katrin folgt mit ihrer Vorgehensweise den

fünf Schritten des *Lingva* Eterna Kommunikationsmodells.[4]

Der erste Schritt ist die klare Intention: Schwester Katrin weiß genau, was sie in welcher Reihenfolge tun wird.

Der zweite Schritt sind die drei A: „Herr Lehmann.“! – Schwester Katrin wendet sich mit dem ganzen Körper und ihrer vollen Aufmerksamkeit Herrn Lehmann zu. Sie spricht Herrn Lehmann wertschätzend mit seinem Namen an und nimmt Blickkontakt mit ihm auf. Dann macht sie eine minimale Atempause. Herr Lehmann fühlt sich angesprochen und gesehen. Er sammelt seine Gedanken und wendet seine Aufmerksamkeit Schwester Katrin zu. Während der kurzen Sprechpause bestätigt er die Kontaktaufnahme nonverbal oder verbal. – „Es geht, um Ihre bevorstehende Röntgenuntersuchung.“ – Erst nachdem Schwester Katrin mit Herrn Lehmann wirklich in Kontakt ist und seine Aufmerksamkeit gewonnen hat, richtet sie das Wort an ihn. Zunächst sagt sie ihm, um was es jetzt geht und was als Nächstes ansteht. Das ist der Rahmen für alles Weitere, der dritte Schritt. Herr Lehmann, dessen Gedanken bis eben um die Versicherungsunterlagen kreisten, kann sich jetzt gedanklich auf den Gesprächsinhalt einstellen und ist aufnahmebereit für alle folgenden Informationen.

Dann folgt der vierte Schritt, der Diskurs: „Ich werde Sie in 15 Minuten in die Röntgenabteilung begleiten. Sie

[4] Lesen Sie dazu mehr im Kapitel „Das Lingva Eterna Kommunikationsmodell“, Seite 5 ff.

dürfen jetzt gerne noch etwas trinken und zur Toilette gehen. Ich werde Sie dann rechtzeitig abholen." Schwester Katrin informiert Herr Lehmann vor der Zeit. Sie schafft so für Herrn Lehmann ein Zeitfenster, in dem er sich auf die Untersuchung einstellen kann und gleichzeitig seinen Grundbedürfnissen nachgehen kann. Als fünfter Schritt kommt der Schluss: „Bis später, Herr Lehmann."

Mit der beschriebenen bewussten Kommunikation kann es Ihnen gelingen, den Tagesbeginn für Ihre Patienten achtsam und besonnen zu gestalten. Und nicht nur das. Ihre Patienten werden es leichter haben, sich auf Ihr Aktivitätsniveau zu begeben und mit Ihnen gemeinsam die ersten pflegerischen Maßnahmen unter Nutzung ihrer Ressourcen auszuführen.

Wie viel leichter beginnt Ihr Tag, wenn Sie ohne Widerstände arbeiten dürfen? Achten Sie bewusst auf Ihre Sprache und Sie werden die Wirkung spüren. Und seien Sie geduldig mit sich. Die meisten Menschen sprechen in gewohnten Mustern, ohne dies zu merken. Die Art und Weise zu sprechen, Wörter zu wählen, den Satzbau zu konstruieren und die Stimme für die Betonung zu nutzen, geschieht weitestgehend unbewusst. Das bewusste Entwickeln der eigenen Sprache ist ein aktiver Prozess, der ein entschiedenes Wollen der Handlung voraussetzt. Es lohnt sich!

Nehmen Sie jeden kleinen Erfolg aufmerksam wahr. Und wenn Sie sich im Alltag in altbekannten, nachteiligen Mustern wiederfinden, dann lächeln Sie. Mit Humor können Sie sie am leichtesten hinter sich lassen.

Der Vormittag auf Station: Routinearbeiten und besondere Herausforderungen

Auf einer Station im Krankenhaus gibt es für Pflegefachkräfte viel zu tun. Ganz gleich, ob sie auf einer internistischen oder chirurgischen Station arbeiten – die Zeit vergeht wie im Flug. Stets füllt sich das alltägliche Routineprogramm mit zusätzlichen, situationsbedingten Aufgaben; jede einzelne Patientengeschichte, jeder Krankheitsverlauf und jeder Genesungsprozess ist individuell. Ausnahmen, Besonderheiten und auch Notfälle bestimmen den Arbeitsalltag und erfordern stets aufs Neue eine hohe Professionalität der Krankenschwestern und Pfleger. Sie brauchen einen kühlen Kopf und ein großes Herz.

Verständnis positiv zum Ausdruck bringen

Immer wieder kommt es vor, dass Ärzte die Untersuchungstermine von Patienten kurzfristig streichen und ihnen neue Termine geben. Die Aufgabe der Pflegekräfte ist es dann, die Patienten über den Sachverhalt zu informieren.

Nehmen wir Herrn Krause, dessen Röntgenuntersuchung auf den nächsten Tag verlegt wurde. Pfleger Martin weiß, dass Herr Krause ungehalten sein wird, wenn er davon erfährt, schließlich durfte er in Vorbereitung auf die Untersuchung seit gestern Abend nichts mehr essen und trinken. Martin ist es wichtig, Herrn Krause sein Verständnis für seine Situation zum Ausdruck zu bringen, und er sagt zu ihm: „Die Untersuchung ist auf morgen verschoben worden. Da müssen Sie leider ab heute Abend noch mal nüchtern bleiben. Tut mir leid."

Die Aussage „Das tut mir leid" ist weit verbreitet. Das kleingeschriebene „leid" ist verwandt mit dem Substantiv „Leid" und klingt auch genauso. Dieser Satz klingt schwer. Er bewirkt tatsächlich, dass sowohl Sprecher als auch Hörer „Leid" hören und auch empfinden.[5]

Sicher fragen Sie sich jetzt, warum? Dafür lade ich Sie zu einer Übung ein. Wir nennen sie „Wortprobe".

Bitte setzen Sie sich entspannt hin, schließen Sie für einen Moment die Augen und legen Sie eine Hand auf Ihren Bauch. In dieser Position können Sie ein Wort oder einen Satz nachklingen lassen und sich leicht auf die Wirkung einlassen. Jetzt sagen Sie zweimal laut den Satz: „Es tut mir leid. – Es tut mir leid." Spüren Sie dabei, welche Bilder Ihnen Ihr Gehirn liefert und welche Gefühle in Ihrem Bauch spürbar werden. Eine interessante Erfahrung, nicht wahr?

[5] Weitere Ausführungen zu „Leid" und „leider" finden Sie im Kapitel „Achtsam kommunizieren in Krankenhaus, Pflegeheim und ambulantem Pflegedienst" auf Seite 109.

Unser Gehirn liefert zu jedem Wort, das Sie sprechen oder hören, ein Bild, ganz konkret macht dies die rechte Gehirnhälfte. Gleichzeitig haben Sie zu diesen Bildern Gefühle gespeichert, welche fast zeitgleich mit den Bildern spürbar werden.
Wählen Sie bewusst eine andere Formulierung, und Ihr Verständnis für die Situation des Patienten wird ankommen.
Herr Krause wird Pfleger Martins Mitgefühl spüren, wenn dieser es so ausdrückt: „Herr Krause, ich habe gerade einen Anruf von der Röntgenassistentin erhalten. Es geht um Ihren Untersuchungstermin. Es gab mehrere Notfälle. Ihre Untersuchung wird daher erst morgen stattfinden. Sicher haben Sie Hunger und Durst! Was darf ich Ihnen anbieten?"

Mit situationsbezogenen Fragen Mitgefühl ausdrücken

Zu den Aufgaben von Schwester Christine gehört heute Vormittag der Verbandwechsel bei Frau Schiller. Sie informiert sich zunächst anhand der Patientendokumentation und bereitet nachfolgend alle erforderlichen Materialen vor. Der Verbandwechsel ist aufwendig und wird eine gewisse Zeit dauern. Für eine fachkompetente Durchführung ist es erforderlich, Frau Schiller in eine waagerechte Liegeposition zu bringen. Diese Lagerung ist für Frau Schiller äußerst unangenehm und anstrengend. Schwester Christine ist es wichtig, dass sich Frau Schiller während des Verbandwechsels weitestgehend wohlfühlt und sie fragt sie daher mehrfach: „Alles o. k.?“ Oder: „Ist alles in Ordnung?“

Aus einem anfänglich gehauchtem „Ja“ wird zunehmend ein ablehnendes „Mh“. Ein anderer Patient antwortete in einer ähnlichen Situation ironisch: „Gute Frage? Was glauben Sie wohl, wie es mir geht?“

Schwester Christine ist sich der herausfordernden Situation ihrer Patientin bewusst. Sie weiß, dass diese ein längeres Liegen in flacher Position auf dem Rücken anstrengt und sogar Schmerzen verursacht. Es ist ihr wichtig, ihre Patientin während des Verbandwechsels kommunikativ zu begleiten. Intention ihrer Frage ist es, sich wiederholt nach dem Befinden der Patientin zu erkunden und ihr Mitgefühl, ihr Verstehen zu signalisieren.

Mit solchen Fragen stößt sie jedoch auf Widerstand, bei einigen Patienten sogar auf Ablehnung oder leichte Aggression. Woran liegt das?

Der wesentliche Schlüssel der Frage „Ist alles in Ordnung?“ liegt im Wort „alles“. Die Frage ist umgangssprachlich interpretierbar und verständlich. Die Antwort Frau Schillers könnte dann lauten: „Ja, geht so“ oder „Ja, ich halte es noch einen Moment aus.“ Genau betrachtet lautet die ehrliche Antwort auf diese Frage jedoch: „Nein, es ist nicht alles in Ordnung.“

Frau Schiller

- ist Patientin in einem Krankenhaus,
- wurde operiert,
- liegt gerade unbequem,
- hat eventuell Schmerzen.

Wenn Sie diesen Gedankengang fortsetzen, erkennen Sie weitere Dinge, die nicht in Ordnung sind. Frau Schiller

- ist gerade arbeitsunfähig,
- kann ihre Familie nicht versorgen,
- weiß nicht genau, wie es weitergehen soll.

Und Hand aufs Herz: Können Sie diese allumfassende Frage stets mit einem „Ja“ beantworten? Es ist also bei Weitem nicht alles in Ordnung.

Wenn Schwester Christine ihre Fragen situationsbezogen, klar und präzise formuliert, klingt das so: „Frau Schiller, ist es Ihnen möglich, für die nächsten zehn Minuten in dieser Position liegen zu bleiben? Wollen Sie gern ein Kissen unter Ihrem Kopf haben? Ich werde den Verbandwechsel zügig durchführen und Sie anschließend wieder bequem lagern.“

Frau Schiller weiß so, dass der Schwester die unangenehme Situation bewusst ist. Sie kann das Mitgefühl der Schwester spüren. So ist es für sie leichter, den schmerzhaften Verbandwechsel auszuhalten. Die Schwester wiederum muss gegen keine Widerstände ankämpfen.

Mit klaren Ansagen Präsenz und Kompetenz zeigen

Stellen Sie sich bitte folgende Situation vor: Eine Schülerin aus dem zweiten Ausbildungsjahr beginnt ihren Dienst auf der Station. Schwester Sonja ist hin und her gerissen. Zum einen freut sie sich auf die neue Schülerin. Die jungen Auszubildenden bringen oft innovative Konzepte und Ansätze in den Pflegealltag mit und sind für die Patienten eine wertvolle Begleitung im Alltag. Zum anderen ist ihr auch bewusst, dass es für sie wieder Mehrarbeit bedeutet. Es gilt der Schülerin die Station zu zeigen, den Arbeitsalltag zu erklären, ihr entsprechend ihres Ausbildungsstandes und Praktikumsauftrages Aufgaben zu übertragen und vieles mehr. Schwester Sonja weiß, dass ihre Kolleginnen sich in dieser Frage gerne auf sie verlassen, oder klarer ausgedrückt, sich ganz aus der Verantwortung des Ausbildungsprozesses herausnehmen.

„Sonja, Ihre Praxisanleiterin." Mit diesen Worten begrüßt die Schwester die Schülerin und bittet sie, kurz Platz zu nehmen. Sie will mit ihr einige grundlegende Aspekte der Zusammenarbeit klären. Mit ihrer Vorstellung gibt Sonja der Schülerin ein erstes Bild von sich. Sie zeigt sich ihr – mehr oder weniger.

Ihre Aussage „Sonja, Ihre Praxisanleiterin" spiegelt ihren schnelllebigen Arbeitsalltag wieder. Als kompetente Fachkraft ist sie kaum spürbar und wenig sichtbar. In

ihrer knappen Aussage spürt die Schülerin vornehmlich Druck und Zeitmangel.
Schwester Sonja ist eine Pflegefachkraft mit vielen Jahren Berufserfahrung. Sie begleitet Menschen und ist für sie fachkompetent da. Und sie ist Praxisanleiterin. Als solche ermöglicht sie jungen Menschen den Einstieg in den Beruf. Wenn sie all diese Kompetenz und ihr ganzes Sein in ihre Vorstellung legt, wenn sie sich dafür Raum gibt und sich zeigt, dann kann ihre Begrüßung so lauten: „Ich bin Schwester Sonja. Ich bin Ihre Praxisanleiterin und werde Sie in Ihrem Praxiseinsatz auf dieser Station begleiten."
Jetzt hat die Schülerin die Möglichkeit, ihre Vorgesetzte in ihrer ganzen Größe und Kompetenzen wahrzunehmen. Schwester Sonja ist nun für die Schülerin Vorbild und Bezugspunkt. Sie gibt ihr Halt und Orientierung.
Zum Ende ihres ersten Gespräches bittet Sonja ihre Schülerin um Folgendes: „Es wäre gut, wenn Sie Ihre Ausbildungsmappe in den nächsten Tagen schon mal mitbringen, dann kann ich mir einen Überblick zu Ihrem Praxisauftrag verschaffen."
Die Ausbildungsmappe ist ein wichtiges Dokument im Ausbildungsprozess und ist die Grundlage für die Planung des sechswöchigen Praxiseinsatzes der Schülerin. Schwester Sonjas Satz beginnt mit: „Es wäre gut ..." Die Praxisanleiterin bedient sich hier einer umgangssprachlichen

Formulierung, die wir in unserem Sprachgebrauch als höflich wahrnehmen. „Wäre“ ist eine Formulierung im Konjunktiv II, also eine Möglichkeitsform oder auch fachsprachlich ein Irrealis, eine Unwirklichkeitsform. Weiter sagt Schwester Sonia „... in den nächsten Tagen schon mal ...“ Sie räumt der Schülerin somit ein, den Zeitpunkt der Abgabe selbst zu bestimmen. Die Floskel „schon mal“ weicht ihre Aussage weiter auf und macht sie noch unpräziser. Im zweiten Teil des Satzes postuliert sie, sich einen „Überblick“ verschaffen zu wollen.

Ein sechswöchiger Praxiseinsatz von Auszubildenden erfordert ein hohes Maß an Klarheit und Präzision in der Absprache und Planung. Die Praxisanleiterin braucht deshalb die Ausbildungsmappe gleich zu Beginn des Einsatzes der Auszubildenden, also konkret am nächsten Tag. Sie wird diesen Einsatz gemeinsam mit der Schülerin planen. Es ist daher erforderlich, dass die Schülerin sich auf dieses Gespräch vorbereitet. Die Schülerin ist in der Lage, ihren derzeitigen Ausbildungstand zu benennen, sie kennt den Praxisauftrag für diesen Praxiseinsatz und sie formuliert Lernziele, die sie erreichen will. Formuliert die Praxisanleiterin demnach ihre Aussage klar, präzise und wertschätzend, wird die Schülerin sich aufgefordert fühlen zu handeln.

So kann es gelingen: „Heike, bitte bringen Sie morgen Ihre Ausbildungsmappe mit. Wir werden in einem

Gespräch gemeinsam Ihren Praxiseinsatz planen. Bitte bereiten Sie sich auf unser Gespräch vor. Ich erwarte von Ihnen einen kurzen Überblick zu Ihrem Ausbildungsstand, Ihrem Praxisauftrag und Ihren Lernzielen, die Sie auf unserer Station erreichen wollen. Ich danke Ihnen."

Das Lingva Eterna Sprach- und Kommunikationskonzept basiert auf drei Säulen: Präsenz, Klarheit und Wertschätzung – Präsenz des Sprechers, Klarheit der Botschaft und Wertschätzung des Menschen.[6]

Mit ihrer Vorstellung: „Ich bin Schwester Sonja ..." hat die Praxisanleiterin Präsenz gezeigt. Sie hat anschließend klar formuliert, welche Aufgabe sie übernimmt, und sie hat ihre Wertschätzung der Schülerin gegenüber zum Ausdruck gebracht: „... werde ich Sie ... begleiten."

Eigene Anliegen konkret formulieren

Auf dem Weg ins nächste Patientenzimmer begegnet Schwester Sonja ihrer Stationsschwester. Sie hat die Situation mit der neuen Schülerin noch deutlich im Sinn und spricht die Stationsschwester daraufhin an. Sie sagt: „Ich habe gerade die neue Schülerin eingewiesen. Immer bin ich die Einzige, die sich kümmert. Die ganzen Probleme mit den Schülern lasten auf mir. Das muss sich ändern. In der nächsten Teamsitzung sage ich das laut und deutlich."

[6] Lesen Sie mehr dazu im Kapitel „Wertschätzende Sprache als Führungsinstrument im Pflegemanagement", Seite 200.

Sonja erwartet eine verständnisvolle und unterstützende Antwort von ihrer Stationsschwester. Sie weiß, dass der Stationsschwester die Ausbildung der Schüler ebenso am Herzen liegt wie ihr. Doch die Stationsschwester reagiert ungehalten und abweisend. „Sie sind die Praxisanleiterin. Es ist also Ihre Aufgabe, die Dinge gut zu organisieren." Sonja fühlt sich unverstanden. Was hat die Stationsschwester zu dieser Antwort bewogen?

Sonja hat ihre Stationsschwester im Vorübergehen auf dem Flur angesprochen. Sie hat ihre Probleme geschildert und eine allgemeine, Druck erzeugende Forderung in den Raum gestellt: „Das muss sich ändern." Die Stationsschwester, die sich selbst im Arbeitsprozess befindet, hatte keine Möglichkeit, sich auf die Situation einzustellen. Sie fühlt sich in dieser Situation „überrollt" – von Sonjas Sprechtempo, der Vehemenz, mit der sie ihr Anliegen zum Ausdruck bringt sowie durch die Wortwahl. Die Stationsschwester fühlt sich eingeengt, sowohl in ihrer Entscheidung als auch in ihrem Handeln. Die Formulierung Sonjas mündet in einer Schuldzuweisung. In dieser Gesprächssituation macht sich Sonja zum „Opfer" und die Stationsschwester wird von ihr in die „Täterrolle" geschoben. Sie fühlt sich nicht wertgeschätzt und respektiert, sondern angegriffen. Diesen Angriff wehrt sie verbal ab und nimmt Schwester Sonja in die Verantwortung. Des Weiteren ging es in Sonjas

Aussage auch nicht um Lösungsansätze, sondern um eine Beschwerde. Die Stationsschwester hat den erzeugten Druck zurückgegeben mit dem Hinweis auf die Verantwortung und Position der Praxisanleiterin. Sonjas Anliegen ist es, sich in den Gesamtprozess einzubringen, zum Wohle der Auszubildenden. Es ist ihr wichtig, dass das gesamte Team den Ausbildungsprozess mit gestaltet, jeder Einzelne mit seiner Kompetenz. Ihr ist ein transparenter Umgang mit aktuellen Themen wichtig. Darum will sie sich dafür einsetzen, dass die Stationsschwester das Thema Ausbildung auf die Tagesordnung der nächsten Teamsitzung setzt.

Macht sich Sonja vor einer Gesprächseröffnung ihr Anliegen bewusst, kann sie das auch auf der sprachlichen Ebene adäquat formulieren.[7] In unserem Beispiel kann sie dann sagen: „Schwester Anke, es geht um die Einarbeitung und Begleitung der neuen Schülerin. Ich werde dieses Thema auf unserer nächsten Teamsitzung ansprechen. Darf ich Sie dazu einen Moment sprechen?" oder „Schwester Anke, haben Sie Zeit für ein kurzes Gespräch? Es geht um die Einarbeitung und Begleitung der neuen Schülerin. Ich will dieses Thema auf unserer nächsten Teamsitzung gern ansprechen."

Mit diesen Formulierungen wird Schwester Sonja die gewünschte Aufmerksamkeit ihrer Stationsschwester erhalten – ihr Anliegen wird Gehör finden. Die Stations-

[7] Siehe die fünf Schritte des Lingva Eterna Kommunikationsmodells, Seite 9ff.

schwester fühlt sich durch die wertschätzende Kontaktaufnahme gesehen, als Mensch und in ihrer Führungsposition. Schwester Sonja hat durch eine klare Zielbestimmung – nämlich einen Gesprächstermin zu vereinbaren und nicht situativ eine Problemlösung herbeizuführen – und die dementsprechende Formulierung den Druck für beide Gesprächspartner aus der Situation genommen.

Mit wertschätzender Zuwendung Stresssituationen entspannen

Schwester Heike sitzt am Stationstresen und trägt gerade etwas in eine Patientenakte ein, als das Telefon klingelt und gleichzeitig ein Patient sich mit einer Frage an sie wendet. Schwester Heike greift zum Telefonhörer, zuckt mit den Schultern und antwortet dem Patienten: „Kommen Sie später wieder. Sie sehen ja, was hier los ist.“ Der Patient geht, während die Pflegekraft sich auf ihr Telefonat konzentriert. Mittlerweile wartet ein Angehöriger, der eine Information benötigt, und Pfleger Matthias legt eine weitere Patientenakte auf den Tresen und gibt Schwester Heike eine kurze Information dazu. Eine durchaus alltägliche Situation und doch eine stets neue Herausforderung. Wie soll sich Schwester Heike verhalten? Wem soll sie ihre Aufmerksamkeit zuerst schenken, wen warten lassen? Sie hat das Gefühl, es allen gleichzeitig recht machen zu müssen, und fühlt sich gestresst. Genau diese Situationen bedürfen eines achtsamen Umgangs mit sich selbst und anderen. Sie fragen sich wahrscheinlich gerade, wie das gehen soll?! Schauen Sie sich zunächst diese Situation an.

Nehmen wir an, auf der Station gilt die Devise „Menschen helfen geht vor Dokumentation erstellen". Dann hat sich Heike zunächst um das Telefonat und den vor ihr stehenden Patienten zu kümmern. Hat sie bereits den Telefonhörer in der Hand, braucht der Patient eine kurze Information: „Bitte gedulden Sie sich einen Moment. Ich bin gleich für Sie da." So erfährt der Patient Aufmerksamkeit. Der Satz „Sie sehen ja, was hier los ist ..." ist überflüssig. Zum einen ist es Aufgabe der Pflegekraft, die Arbeit zu organisieren, nicht die des Patienten, und zum anderen wird er sehen, dass sie gerade telefoniert. Mit dem Wort „gedulden" und der Aussage „Ich bin gleich für Sie da" fühlt sich der Patient gesehen und wird warten.

Manchmal ist die Pflegekraft bereits in einem Gespräch, während ein Patient oder Angehöriger auf den Tresen zukommt. Ist sie intensiv im Gespräch bzw. Telefonat, kann sie Blickkontakt mit dem Wartenden aufnehmen. Ein kurzes Nicken, verbunden mit einem Lächeln, signalisiert ihm, dass sie ihn wahrgenommen hat. Der Patient oder Angehörige wird daraufhin gerne warten.

Wenn die Pflegekraft ihr Gespräch beendet hat, kann sie sich anschließend an den Wartenden wenden mit den Worten: „Ich danke Ihnen für Ihre Geduld. Was kann ich für Sie tun?“

Tipp

Denken Sie an eine für Sie herausfordernde Situation, wie zum Beispiel an eine Prüfung oder an Ihren letzten Zahnarztbesuch. Können Sie sich noch an Details im Raum erinnern, an die Möbel oder Ähnliches? Sicher eher weniger, denn Ihr Focus lag auf der Situation, in der Sie sich befanden. So geht es auch Menschen, die ein Krankenhaus betreten.

Die erste Kontaktaufnahme, die wertschätzende Ansprache des Patienten, eines Angehörigen oder Besuchers gibt den Menschen ein Signal des Willkommens. Der Tresen, als Mittelpunkt des Geschehens, bietet hierfür eine wunderbare Gelegenheit. Er ist in erster Linie ein Ort der Begegnung und erst danach ein Standort für administrative Aufgaben. So betrachtet wird es Ihnen leicht gelingen, achtsam die Verbindung zu Patienten, Angehörigen oder Kollegen aufzunehmen. Schaffen Sie sich ein Umfeld, in dem Sie sich wohlfühlen und gerne arbeiten. Sie haben es in der Hand oder besser gesagt: in Ihrer Sprache.

Arbeitsaufträge klar und eindeutig erteilen

Es sind oft kleine Unachtsamkeiten im Alltag, die die Kommunikation und das Miteinander erschweren, obwohl Teamarbeit in Pflegeberufen ein wichtiger Faktor für den Patienten ist. Die Arbeitsprozesse werden immer vielschichtiger, die Pflegekräfte führen bestimmte Pflegehandlungen im 24-Stunden-Rhythmus aus, tätigen Pflegehandlungen zu zweit und gestalten gemeinsam die Pflege als Prozess. Viele Aufgaben werden in Teilaufgaben zerlegt und es erfordert ein hohes Maß an Koordination und kompetentem Zusammenspiel, um das optimale Ergebnis für jeden einzelnen Patienten zu erzielen. Für das gute Gelingen der Teamarbeit zum Wohle des Patienten ist es erforderlich, dass jeder Einzelne im Team seine Position verantwortlich ausfüllt. Und es bedarf einer wertschätzenden und klaren Kommunikation. Je präsenter sich die Pflegekräfte im Team zeigen können, sich in ihrer Kompetenz gesehen und wertgeschätzt fühlen, umso größer ist ihr Engagement. Haben Sie Freude an Ihrer Arbeit? Oder glauben Sie, dass Ihre Realität eine andere ist? Ein Satz und manchmal sogar ein Wort können verunsichern, enttäuschen oder verärgern. Denn wie gesagt: Jedes Wort wirkt.

Ich habe zwei gute Nachrichten für Sie. Die erste betrifft uns Menschen. Wir Menschen wollen friedlich, wertschätzend und achtsam miteinander sein, das ist meine tiefste Überzeugung. Und jeder von uns wünscht sich, ebenso behandelt zu werden. Carl Rogers folgend ist jeder Mensch in seinem Sein gut und wertvoll. Begegnen Sie jedem anderen Menschen in dieser tiefen Überzeugung, jedem Kollegen, Patienten, Angehörigen und Besucher und Sie werden staunen, wie viel Positives Ihnen gespiegelt werden wird.

Die zweite gute Nachricht rundet das Gesagte ab. Wenn also ein Satz oder auch nur ein Wort eine kritische Situation erzeugen können, dann haben Wörter auch die Kraft, dieses Problem wieder zu lösen oder im besten Fall gar nicht erst entstehen zu lassen.

Eine durchaus wiederkehrende Situation ist folgende: Am Tresen stehen zwei Schülerinnen. Eine Pflegekraft sieht die Schülerinnen. Sie hat es eilig und ruft ihnen aus einer Entfernung zu: „Kann mal jemand zur Klingel gehen?" Die Schülerinnen sind neu auf dieser Station und zögern, dann gehen beide gemeinsam zur Klingel. Die Pflegekraft schüttelt den Kopf und denkt: „Brauchen die heute eine schriftliche Aufforderung zum Arbeiten und dann gehen die auch noch zu zweit. Als ob wir sonst nichts zu tun hätten?!"

Die Pflegekraft ist in der Lage, auf Grund ihrer Berufserfahrung die Gesamtsituation auf der Station zu überblicken, differenziert Aufgaben wahrzunehmen und Prioritäten zu setzen. In einer arbeitsreichen Situation hat sie die beiden Schülerinnen am Tresen wahrgenommen und hat ihnen spontan einen Arbeitsauftrag erteilt. Ihre Erwartungen haben die Schülerinnen nur zögernd erfüllt und die Pflegkraft ärgert sich darüber. Am liebsten würde sie alles alleine machen, und ihr inneres Bild über die Auszubildenden von heute hat sich einmal mehr bestätigt.

Doch hat die Pflegkraft tatsächlich einen Arbeitsauftrag erteilt? Und an wen konkret hat sie diesen Auftrag gerichtet? Sie hat eine Frage gestellt und keine Aussage gemacht: „Kann mal jemand zu Klingel gehen?"

„Jemand" steht in der Frage, die Pflegekraft hat demnach keine der beiden Schülerinnen konkret angesprochen. Sie hat gehofft, dass eine der beiden Schülerinnen auf Grund einer allgemeinen Aussage die Aufgabe übernimmt. Letztendlich haben sich nach einem Moment des Zögerns beide angesprochen gefühlt. Diese allgemeine Aussage hat zu Unsicherheit geführt, ein Zögern verursacht, auch eine wertschätzende Kontaktaufnahme hat gefehlt. Es fehlt ebenfalls die eindeutige Zuordnung der Verantwortung, wenn keine der beiden Schülerinnen persönlich oder konkret beide angesprochen werden.

Die Frage beginnt mit dem Wort „kann“. Kann ist die konjugierte Form des Verbs „können“. Dieses Modalverb unterstützt in diesem Satz das Vollverb „gehen“. Modalverben sind in der Lage, die Bedeutung eines Hauptverbes zu modifizieren. Die Frage an die Schülerinnen lautet, ob sie das „Können“ haben, zur Klingel zu gehen. Die Intention der Pflegekraft war eine andere. Sie wollte einer Schülerin den Auftrag erteilen, zur Klingel zu gehen und somit im Rahmen ihrer Qualifikation für das Wohl des jeweiligen Patienten zu sorgen. Wird Ihnen diese Irritation bewusst?
Betrachten Sie noch einmal eine bereits gewonnene Erkenntnis. Im Alltag sind wir durch unsere Sozialisation und die Genialität unseres Gehirns, welches zum Beispiel Fakten in einen logischen Zusammenhang setzt, sprich organisieren kann, in der Lage, den Satz „Kann mal jemand zu Klingel gehen?“ zu verstehen. In einem beruflichen Kontext, in der Zusammenarbeit von Menschen im Team ist mehr erforderlich. Es bedarf eines wertschätzenden und achtsamen Umgangs miteinander, einer klaren Sprache und der Präsenz eines jeden Einzelnen. In der oben beschriebenen Situation will die Pflegekraft, dass eine der Schülerinnen einen Auftrag ausführt und unmittelbar und entsprechend ihrer Qualifikation die Verantwortung für ihr Handeln trägt. Genau diese Intention gilt es zu kommunizieren.

So wird es gelingen: „Katrin. Bitte gehen Sie ins Zimmer 132. Ein Patient hat geklingelt. Wenn Sie Hilfe brauchen, wenden Sie sich an mich."

Ich gebe Ihnen ein weiteres Beispiel. Die Stationsschwester wendet sich mit dem folgenden Satz an eine Kollegin: „Kannst du Herrn Paul eben mal die Flasche Wasser bringen?" Wieder wird nach dem „Können" gefragt. Zudem ist die Vermischung von Frage und Aufforderung verwirrend.[8] Der Arbeitsalltag und das Aufgabenfeld einer Pflegekraft sind komplex.

Verwirrende Aussagen behindern einen reibungslosen Ablauf und schaffen vielmehr Reibung im Team. Ist die Pflegekraft klar und sagt, was sie wirklich will, fördert das eine achtsame und gute Zusammenarbeit im Team. „Sonja, - bitte bringe Herrn Paul die Flasche Wasser." Und mit einem „Ich danke dir" tun Sie sich und Ihrer Kollegin etwas Gutes.

In diesem Zusammenhang mache ich Sie auf eine weitere sprachliche Unsitte aufmerksam: Unsere tägliche Kommunikation ist angefüllt von Unklarheiten und Floskeln, unterschiedlichsten Ursprungs. Manche Aussagen haben Sie bereits in Ihrer Kindheit gehört und verinnerlicht, einiges ist spezifisch für Ihr Berufsfeld und wieder andere Aussagen werden durch die Medien geprägt. Füllwörter und Floskeln nehmen einer Botschaft die Klarheit und die Kraft. Sie lassen zudem

[8] Zu den verschiedenen Satzarten finden Sie weitere Hinweise im Kapitel „Wertschätzende Sprache als Führungsinstrument im Pflegemanagement", Seite 222ff.

den Sprechenden an Präsenz und Kompetenz verlieren. Eine Pflegekraft, die so spricht, wirkt unsicher und es wird ihr schwerer gelingen, eine vertrauensvolle Beziehung zum Patienten aufzubauen. Auch im Team werden die Kollegen ihr weniger zutrauen. Aussagen wie „Hast du eigentlich schon die Blutentnahme gemacht?" oder „Kann ich dich grad mal was fragen?" signalisieren dem Hörer Unsicherheit. „Eigentlich" und „grad mal" sind Füllwörter. Sie schwächen die Aussage und vermitteln eine mangelhafte Kompetenz.

Eine klare und eindeutige Frage lässt die Pflegekraft präsent wirken und sie gewinnt so an Ausstrahlung. Das klingt dann so: „Janine. Hast du die Blutentnahme bei Herrn Krüger bereits gemacht?" Oder so: „Janine. Ich habe eine Frage an dich. Hast du einen Moment Zeit?"

Tipp

Schenken Sie den Floskeln in der Kommunikation Ihr Gehör. Hören Sie genau hin, welche Floskeln Sie im Alltag begleiten. Seien Sie neugierig, welche Wörter sich in Ihren Sprachalltag geschlichen haben. Ist es „eigentlich", „grad mal", „eben" oder „halt"? Probieren Sie es aus: Wie hört sich ein Satz mit und ohne „eigentlich" an? Stellen Sie sich vor einen Spiegel und beobachten Sie sich. Meist gehört zu einem Wort auch eine bestimmte Mimik und Gestik. Erleben Sie den Unterschied. Und nehmen Sie freudig wahr, wie Ihre Präsenz wächst und Ihre Kompetenz spürbar und sichtbar ist, wenn Sie die Sätze kurz und klar formulieren.

Besucher wertschätzend informieren

Der Patient Herr Öztürk hat Besuch, gleich acht Familienmitglieder stehen und sitzen um sein Bett herum. Sie gestikulieren mit Händen und Füßen und haben viele Taschen voller köstlicher Speisen für ihren Vater mitgebracht.

Pfleger Matthias kommt ins Zimmer, um Herrn Öztürk die Insulinspritze zu verabreichen. Er wendet sich den Besuchern zu und fordert sie mit folgenden Worten auf, den Raum zu verlassen: „Warten Sie bitte mal draußen. Ich muss jetzt eine Spritze geben."

Es wird unruhig im Raum, die Besucher erheben sich langsam und schwatzend. Ein Familienmitglied schaut den Pfleger an und sagt: „Eine Spritze macht mir doch nichts aus, die können Sie ruhig geben, wenn ich dabei bin." Matthias ist unzufrieden. Er weiß um die Bedeutung der Besucher für den Genesungsprozess der Patienten und gleichzeitig fühlt er sich in seinem Arbeitsprozess gestört.

Es obliegt seiner Verantwortung, die Pflege kompetent und fachqualifiziert für seine Patienten, in dieser Situation für Herrn Öztürk, zu gestalten. Matthias will die Injektion unter Beachtung aller medizinisch-pflegerischen und hygienischen Richtlinien durchführen. Aus dieser Intention heraus wird es ihm mit den folgenden Sätzen gelingen, die Angehörigen von Herrn Öztürk wertschätzend aufzufordern, den Raum vorübergehend zu verlassen: „Es ist 11.30 Uhr. Ich werde Herrn Öztürk gleich die vom Arzt für diese Zeit angeordnete Insulininjektion verabreichen. Bitte warten Sie während meiner Pflegehandlung auf dem Flur. Ich werde Ihnen in zehn Minuten Bescheid geben und dann dürfen Sie Ihren Besuch gerne fortsetzen. Ich danke Ihnen."

Pfleger Matthias hat die Verantwortung für diese Situation übernommen. Er hat seine Entscheidung und die damit verbundene Aufforderung an die Besucher wertschätzend und klar formuliert. Seine Präsenz und Klarheit geben Herrn Öztürks Angehörigen Sicherheit. Sie wissen ihren Vater bei Pfleger Matthias in kompetenten Händen und Vertrauen seiner Entscheidung. Sie werden dieser Aufforderung wohlwollend folgen, mit der Absicht, alles Erforderliche für die Genesung ihres Vaters zu tun. Die Angehörigen spüren so auch, dass ihr Besuch erwünscht ist. Sie sind Teil von Herrn Öztürks Genesungsprozess.

Kein Problem! Wirklich?

Es ist Mittagszeit und zwei Pflegekräfte haben sich in der Cafeteria verabredet. Das Essen steht auf dem Tisch und ihr Gespräch beginnt. Eine der beiden arbeitet auf einer multidisziplinären Station. Sie wirkt aufgebracht und sprudelt auch gleich los: „Für heute reicht es mir wieder! Erst musste ich die ganzen Neuaufnahmen alleine machen und dann kamen auch noch zwei Notfälle. Ich habe ja grundsätzlich kein Problem damit schnell zu arbeiten – aber zu viel ist zu viel. Ich würde so gern wieder mehr Zeit für die Patienten haben und nicht immer so über den Flur hetzen müssen. Aber so wie es aussieht, muss ich da wohl durch?!“

Die andere will etwas antworten und schaut ihre Kollegin an, doch da geht die Problemgeschichte schon weiter: „Diese Woche ist sowieso so belastend. Ich muss die Kinder zum Training fahren, für den Besuch einkaufen und ich muss natürlich noch sauber machen und Betten beziehen. Nur wann? So kann man doch nicht leben!“

Die Kollegin schaut verdrießlich und löffelt jetzt schweigend und ohne Freude ihre Suppe.

Oh je, das war ein Schwall von Problemen auch die andere Pflegekraft hat das Gefühl, involviert zu sein. Sie hatte vor, sich fürs Kino zu verabreden und wollte ihrer Kollegin von den neuesten Vorankündigungen erzählen. Irgendwie ist ihr die Lust darauf vergangen und im

Grunde sieht ihr Terminkalender genauso problembeladen und voll aus, da ist sicher kein Platz für einen Kinobesuch.

Erinnern Sie sich an das Thema „Pause“ am Anfang des Kapitels? Die zwei Kolleginnen machen Pause, gönnen ihrem Körper eine warme Mahlzeit und wechseln auch die Örtlichkeit dafür. Wunderbare Bedingungen, um zu entspannen. Jedoch kreisen ihre Gedanken in einem abgesteckten Feld voller Probleme und Aufgaben. Wahrscheinlich fühlen sie sich nach ihrer Mittagspause nicht erholt, sondern erschöpft und resigniert. Sie befinden sich in einem Laufrad ohne Ausgang. Sie bewegen immer die gleichen Gedanken, betrachten diese und bleiben in ihnen und mit ihnen verhaften. Ergebnislos.

Der Dalai Lama sagte: „Jeder Mensch hat ein Recht auf Glück.“[9] Und Marcus Aurelius postulierte: „Das Glück deines Lebens hängt von der Beschaffenheit deiner Gedanken ab.“[10] Und wer es mit Buddha sagen will: „Alles, was wir sind, ist das Resultat dessen, was wir gedacht haben.“[11]

Die Wissenschaft stellt eine Zahl in den Raum: 60.000 Gedanken denkt der Mensch pro Tag. 60.000-mal haben wir demnach die Chance, Leben in unserem Sinne zu gestalten. Folgt man den Aussagen der Wissenschaftler, sind 80 bis 90 Prozent der Gedanken nutzlos, repetitiv, negativ und nur maximal zehn Prozent dieser Gedanken

[9] Dalai Lama und Cutler, Howard C.: Die Regeln des Glücks: Ein Handbuch zum Leben. Freiburg 2012, S. 46

[10] Zitiert nach: www.aphorismen.de

[11] Zitiert nach: www.aphorismen.de

sind positiv, kreativ, zukunfts- und lösungsorientiert.[12] Hegen wir großartige, liebevolle oder freudige Gedanken, so Dr. Joe Dispenza, produzieren wir auch die chemischen Verbindungen, die in uns großartige, liebevolle oder freudige Gefühle auslösen.

Großartige, liebevolle oder freudige Gedanken bestehen aus großartigen, liebevollen oder freudigen Wörtern. Und genau hier liegt unsere wahre Chance! Werden Sie sich Ihrer Sprache Schritt für Schritt, oder noch klarer: Wort für Wort, bewusst. Seien Sie achtsam in dem, was Sie denken, und vor allem, wie Sie Ihre Gedanken formulieren. Jedes Wort wirkt.

Worum ging es in der oben beschriebenen Episode? Es ging um Probleme, es ging um Druck und Hetze und um Belastung. „Ich habe ja grundsätzlich kein Problem, schnell zu arbeiten ...", lautet eine der Aussagen. Schauen wir uns die Herkunft des Wortes „Problem" genauer an. Problem wird übersetzt als schwierige, ungelöste Frage oder Aufgabe. Es stammt von dem lateinischen Wort „problema" ab. Im Griechischen bedeutet „problema" „Vorsprung, Klippe, Hindernis, Bollwerk", übertragen „Streitfrage, zweifelhafte Frage" bzw. „das Vorgelegte, Hervorragende". Das griechische Verb „proballein" bedeutet „vorwärtswerfen, hinwerfen, entgegenstellen" (griech. pro „vorn, voran, vorwärts" und ballein „werfen").[13]

[12] Vgl.: Tolle, Eckart: Jetzt. Die Kraft der Gegenwart. Bielefeld, 3. Auflage 2010, S. 36. Dispenza, Joe: Ein neues Ich. Burgrain, 6. Auflage 2016, S. 93

[13] Quelle: http://www.wissen.de/wortherkunft/problem

Sie werfen sich also mit einem Problem etwas vor, legen sich einen Stein in den Weg und machen es sich so mittels Sprache schwer. Das Wort „Problem“ ist in unserem Sprachgebrauch allgegenwärtig. Die meisten Menschen nutzen es inflationär und auch oft unbewusst. Wendet sich zum Beispiel ein Patient mit einer Bitte an eine Pflegekraft: „Schwester, können Sie mir bitte einen Tee bringen?“, dann lautet die Antwort oft: „Ich bringe Ihnen den Tee. Kein Problem.“ Bis zu dieser Antwort gab es gar kein Problem, es ging lediglich um eine Bitte. Mit einer Antwort wie: „Ich bringe Ihnen den Tee, das mache ich gerne“, ändern Sie als Pflegekraft den Blickwinkel in der Ausübung Ihrer Tätigkeiten. Wenn Sie den Tee gerne bringen, haben Sie Freude. Sie generieren als Pflegekraft ein Wohlfühlerleben. Das stärkt Ihre Gesundheit und hilft Ihnen, Ihre Leistungsfähigkeit zu erhalten.

Um die tiefe Wirkung des Wortes „Problem“ zu erfassen, lade ich Sie erneut zu einer „Wortprobe“ ein. Bitte setzten Sie sich entspannt hin, schließen Sie für einen Moment die Augen und legen Sie eine Hand auf Ihren Bauch. Jetzt wiederholen Sie laut und deutlich zweimal das Wort „Problem“. Spüren Sie während dieser Übung, welche Bilder Ihnen Ihr Gehirn liefert und welche Gefühle in Ihrem Bauch spürbar werden.

Bitte erinnern Sie sich: Was kam Ihnen alles in den Sinn? Mit welchen Gefühlen waren die Bilder verbunden und wie haben Sie sich gefühlt? Atmen Sie jetzt einmal tief ein und aus, setzen Sie sich gerade hin und lächeln Sie.
Jetzt dürfen Sie ein weiteres interessantes Phänomen kennenlernen. Wiederholen Sie diese Übung, die Wortprobe mit dem Wort „Problem“ gemeinsam mit einem lieben, Ihnen vertrauten Menschen, mit einer guten Kollegin.
Anschließend tauschen Sie Ihre Erfahrungen aus. Sie werden staunen. Es wird sicher das ein oder andere Bild geben, welches gleich ist oder sich ähnelt. Insgesamt werden Ihrer beider Eindrücke tatsächlich ganz individuell und einmalig sein. Also bringt ein und dasselbe Wort bei jedem Menschen unterschiedliche Reaktionen hervor. Das Wort erinnert an gemachte Erfahrungen und erlebte Geschichten und alle damit verbundenen Emotionen. Ein ausgesprochenes Wort wirkt stets auf den Sprecher und auch auf den Angesprochenen.
Nun schauen wir uns eine Wortgruppe an. Bitte wiederholen Sie zweimal hintereinander: „kein Problem“.
Diese Floskel ist uns wohlbekannt. Sie begleitet uns in vielen alltäglichen Gesprächssituationen. Meist nutzen wir sie, um einem anderen Menschen zu sagen, dass wir etwas gerne für ihn tun. Oft beenden wir unserer Aussagen mit dieser Wortgruppe ganz unbewusst.

Wenn ich mit Teilnehmern meiner Seminare diese Übung durchführe, erhalte ich oft diese Rückmeldung: Die Bilder und Gefühle, die bei der Wortgruppe ausgelöst wurden, ähneln denen, die bei nur einem Wort entstanden sind. Obwohl das Wort „keine“ signalisieren soll, dass kein Problem vorliegt. Hier spielt uns unser sonst so hilfreiches Gehirn einen Streich. Für das Wort „kein/keine“ liefert das Gehirn kein eigenes Bild. Daher bleibt es bei den Bildern und Gefühlen zum Wort „Problem“.

Demnach gilt: Achten Sie bewusst auf Ihre Sprache, wählen Sie ihre Wörter bewusst und tun Sie sich so Gutes. Seien Sie achtsam mit dem, was Sie denken und sagen. Nutzen Sie wohltuende Wörter und Formulierungen. So tragen Sie aktiv zu Ihrem Wohlbefinden und Ihrem Lebensglück bei.

Positive Verstärkung statt negative Verunsicherung

Die Aussage „kein Problem“ ist eine von vielen Aussagen in Form einer verneinenden Formulierung.

Menschen nutzen die Wörter „keine“ und „nicht“ und die sich daraus ergebenden Aussagen häufig mit der Motivation, etwas Gutes zu tun, wie z. B. ihre Hilfe anzubieten oder einen Menschen vor einer Gefahr zu schützen. Im pflegerischen Kontext klingen diese Aussagen dann wie folgt:

„Sie brauchen keine Angst zu haben."
„Sie dürfen nicht aufstehen."
„Machen Sie sich keine Sorgen."
„Vergessen Sie nicht, den Aufklärungsbogen zu lesen."

Das Anliegen der Pflegekräfte ist grundsätzlich verständlich und ihr Motiv ehrenhaft. Und doch kommen diese Botschaften bei ihren Gesprächspartnern, sprich ihren Patienten, oft nicht an. Die Angst und die Sorgen der Patienten können sich situativ manifestieren, die Patienten reagieren mit Schweißausbruch, Zittern, Tränen und manchmal auch aggressivem Verhalten. Und offensichtlich missachten sie die Anweisungen „... nicht aufzustehen" oder „... nicht vergessen". Viele Pflegekräfte fühlen sich in solchen Situationen missverstanden oder in ihrer Kompetenz nicht respektiert, ja sogar als Mensch nicht geachtet. Das ist verständlich. Mit nur wenigen sprachlichen Änderungen können Ihnen diese Situationen in Zukunft leichter gelingen. Sie werden sich respektiert und geschätzt fühlen.
Die Lösung liegt auf zwei Ebenen. Zum einen haben Sie bereits erfahren, dass das menschliche Gehirn zu den Wörtern „keine" und „nicht" keine Bilder entstehen lässt. Zum anderen fehlt in den oben genannten Aussagen jeweils eine konkrete Handlungsaufforderung. Sie haben als Pflegekraft eine klare Vorstellung von

dem, was Sie von einem Patienten in einer bestimmten Situation erwarten. Sie haben die fachliche Kompetenz, die Konsequenz einer bestimmten Handlung vorwegzunehmen. Die Formulierungen in Form einer Negation weisen indirekt auf eine Gefahr hin, eine direkte Handlungsaufforderung fehlt. Denjenigen, die so sprechen, erscheint die sich anschließende erforderliche Handlung logisch und sie setzen dieses Wissen unbewusst bei den Patienten ebenfalls voraus.

So können Sie die Sätze positiv formulieren:

⊖	⊕
„Sie brauchen keine Angst zu haben."	„Sie können sich ganz sicher sein."
„Das tut nicht weh."	„Sie werden einen kleinen Stich spüren, wie den von einer Mücke."

🕮 Die Wörter „keine“ und „nicht“ erzeugen keine Bilder im Gehirn. Die Wörter „Angst“ und „wehtun“ erzeugen Bilder und sind gekoppelt mit meist negativen Emotionen. Es gilt das Wort „Angst“ gar nicht zu nutzen, sondern stattdessen das Wort „Sicherheit“. Sicherheit ist ein Urbedürfnis des Menschen. Die Aussage „kleiner Stich“ und der Vergleich mit der Mücke gibt dem Patienten die Chance, entspannt die Untersuchung anzunehmen.

⊖

„Sie dürfen nicht aufstehen, weil es sonst zu Komplikationen kommen kann.“

⊕

„Bitte bleiben Sie die nächsten zwei Stunden liegen, das fördert den Heilungsprozess Ihrer Wunde. Ich lege Ihnen die Klingel in Reichweite. Sie können mich jederzeit rufen.“

🕮 Dem Patient fehlt bei dieser Aussage die klare Aufforderung zum Handeln, nämlich „liegen zu bleiben.“ Eine klare Aufforderung ist gerade nach einer OP wichtig für den Patienten.
Das Wort „Komplikationen“ erzeugt Bilder und ist gekoppelt mit meist negativen Emotionen. Es gilt das Wort „Komplikationen“ gar nicht zu nutzen und stattdessen das positive Ziel „den Heilungsprozess fördern“ klar zu benennen.

„Vergessen Sie nicht, den Aufklärungsbogen zu lesen."
Oder:
„Denken Sie daran, nachher noch den Aufklärungsbogen zu lesen."

„Bitte lesen Sie den Aufklärungsbogen in Ruhe. Sie können sich gern mit Ihren Fragen an mich wenden. Der Arzt wird sie später im Detail zur bevorstehenden Untersuchung aufklären."

Mit den beiden ursprünglichen Formulierungen wird der Patient lediglich dazu aufgefordert, an etwas „zu denken". Die gewandelte Formulierung gibt ihm klar eine Handlungsanweisung und enthält gleichzeitig das Angebot für Unterstützung sowie den Ausblick auf die weitere Vorgehensweise. So hat er ein klares Bild und kann sich auf die Situation einlassen und auf die Handlung konzentrieren. Er fühlt sich begleitet.
Zeigen Sie sich in Ihrer Kompetenz und weisen Sie dem Patienten den Weg. Darin liegt Ihre Verantwortung.

Dem Arbeitsalltag Druck und Hetze nehmen

In den Aussagen von Pflegekräften tauchen häufig die Wörter „müssen", „schnell" und „hetzen" auf. Fühlen Sie sich auch manchmal „gehetzt" und haben Sie das Gefühl, noch „schnell" etwas zu „müssen"? Dann lade ich Sie zu einem interessanten Experiment ein. Fokussieren Sie Ihre Wahrnehmung für einige Tage auf die Wörter „müssen“, „schnell“ und „hetzen“. Stellen Sie Ihre Ohren auf Empfang und hören Sie bewusst, ob und in welcher Frequenz Ihnen diese Wörter in Ihrem Umfeld begegnen, insbesondere in Ihrem beruflichen Alltag. Sie werden hören, wie viele Menschen diese Wörter nutzen. Ich nenne Ihnen einige beispielhafte Sätze:

„Ich muss noch Ihren Verband wechseln.“

„Sie dürfen nicht aufstehen, weil es sonst zu Komplikationen kommen kann.“

„Ich kann nicht länger telefonieren. Ich muss jetzt leider dringend zu einer Sitzung.“

„Ich gehe schnell noch ins Labor.“

Pflegekräfte, die so sprechen, glauben auch, dass sie immerfort „schnell müssen“. Die Wörter „schnell“ und „müssen“ prägen ihre Gedanken, ihr Denken und Sprechen. Und sie erleben Eile und Hetze auch tatsächlich im täglichen Leben. Sie gehen dann „eben mal schnell zur Toilette“ oder „trinken schnell noch einen Kaffee“, sie „müssen noch die Pflegeplanung schreiben“ und „müssen den Patienten aufnehmen“ und vieles mehr.

Lenken wir den Blick nochmals explizit auf das Wort „müssen“. „Müssen“ erzeugt Druck und bringt Hektik

und Unruhe. Und: Druck erzeugt Gegendruck. Beides kostet Sie wertvolle Kraft und Energie.
Ihrer eine hohe Fachkompetenz fordernden und zutiefst menschlichen Arbeit stellen Sie sich jeden Tag aufs Neue. Sie leisten als Mensch und Pflegekraft einen wertvollen Beitrag für Menschen. Dies wird Ihnen dauerhaft nur gelingen, wenn Sie in der Lage sind, stets achtsam für sich selbst zu sorgen. Wer zu sich selbst ein gutes Verhältnis hat, hat auch zu den Menschen, die er pflegt, ein besseres Verhältnis. Die Pflegeforscherin Afaf Ibrahim Meleis beschreibt Selbstpflege so: „Die Ausübung von Handlungen, die der Mensch in seinem eigenen Interesse zur Erhaltung seines Wohlbefindens, seiner Gesundheit und seines Lebens ausführt oder anstrebt, ... trägt zur Entwicklung des Menschen bei.“[14]
Mit einem bewussten Gebrauch Ihrer Sprache schaffen Sie Raum und Zeit für sich. Sie tragen entscheidend zu Ihrer Gesundheit und Ihrem Wohlbefinden bei. Nehmen Sie „Druck“ und „Hetze“ sprachlich aus Ihrem Arbeitsalltag heraus. Wenn Sie oft „schnell“ sagen, dann sagen Sie auch oft „müssen“. Daraus ergibt sich ein faszinierend einfacher Ansatz. Machen Sie sich zunächst eines der beiden Wörter bewusst, nehmen Sie es dann aus Ihrem Sprachgebrauch heraus, dann wird das andere „fast von alleine“ ebenso verschwinden. Es lohnt sich!

[14] Meleis, Afaf I., Brock, Elisabeth: Pflegetheorien. Gegenstand, Entwicklung und Perspektiven des theoretischen Denkens in der Pflege. Bern 1999, S. 607

Die wohltuende Wirkung des Futurs

Ich habe noch eine gute Nachricht für Sie: Es gibt einen zweiten und einfachen Weg, das Wort „müssen“ zu wandeln. Wir sagen oft „müssen“, wenn es um Vorhaben in der Zukunft geht. Die meisten Menschen gebrauchen für alles, was sie jetzt oder in der Zukunft beschreiben, die Gegenwartsform. Sie packen alles in die Gegenwart und erzeugen so Zeitdruck und Stress. Das klingt dann im Pflegealltag zum Beispiel so: „Ich muss noch zwei Patienten aufnehmen. Dann muss ich die Infusionen vorbereiten und heute Nachmittag gehe ich dann auch noch zur Fortbildung.“

Pflegekräfte spüren auf diese Weise in ihrem Denken und Sprechen keinen Raum mehr zwischen „jetzt“ und „dann“, und so fühlen sie sich schnell überfordert. Lesen Sie die Sätze zweimal halblaut vor. Spüren Sie den Zeitdruck? Er ist förmlich greifbar.

Die beschriebenen Tätigkeiten gehören zu Ihrem Aufgabenprofil, fast täglich. Nehmen Sie diese Tätigkeiten mit genau diesem Wissen in den Blick und schaffen Sie sich durch einen einfachen grammatikalischen Trick Zeit und Freude an Ihrer Arbeit. Machen Sie aus Präsens Futur, legen Sie Tätigkeiten inhaltlich korrekt vom Jetzt in die Zukunft.

Das klingt dann so: „Ich nehme jetzt die zwei neuen Patienten auf. Anschließend werde ich die Infusionen vorbereiten. Heute Nachmittag werde ich dann an einer Fortbildung teilnehmen. Mal sehen, ob sie interessant wird."

Gönnen Sie sich auf sprachlicher Ebene als Pflegekraft die wohltuende Wirkung des Futurs. Der Soziologe Aaron Antonovsky beschreibt sein Verständnis des Kontinuums von Gesundheit und Krankheit „... als einen kontinuierlichen und dynamischen Prozess der Wechselwirkung zwischen einer Vielzahl sowohl belastender ... Faktoren als auch entlastender und schützender Faktoren."[15] Sprache, Ihre Sprache, ist ein schützender und gesundheitserhaltender Faktor. Sie haben dieses „Heilmittel" stets bei sich und haben die Chance, auch in einem herausfordernden Prozess, einem oft als „stressig" wahrgenommenen Arbeitsumfeld, die richtigen Wörter und Satzkonstruktionen zu wählen. Es ist Ihre Entscheidung. Entscheiden Sie sich für sich. Jetzt!

Bewusste Sprache als aktiver Prozess

Das achtsame Weiterentwickeln der eigenen Sprache ist, wie bereits erwähnt, ein aktiver Prozess, der ein bewusstes Wollen der Handlung voraussetzt. Mit folgender Vorgehensweise wird es Ihnen gelingen, Ihre Wortwahl und Ihr Sprechen bewusst zu gestalten. Es geht darum:

Wörter bei anderen zu hören,

Wörter bei sich selbst zu hören,

[15] Zitiert nach Spranger, Heinz und Hommel, Hubertus: Erster Projektbericht 2009 aus der Skizze „Gesundheit in Lebensentwurf, Lebensplanung und Lebensstil" – ein Beitrag zur Regulativen Medizin, S. 4, https://ebooks-fachzeitungen-de.ciando.com/img/books/extract/3640523253_lp.pdf

Wörter situativ anzupassen,
Wörter bewusst zu nutzen.

Nehmen Sie das Beispiel von oben, das Wort „müssen". Achten Sie bewusst auf die Wortwahl der Menschen in Ihrem Umfeld, beruflich und privat. Wie oft verwenden Patienten, Pflegekräfte und Ärzte, Menschen aus Ihrer Familie, Freunde und Bekannte das Wort „müssen"? In welchen Zusammenhang benutzen sie es? Welche Auswirkungen hat es jeweils auf den Sprecher und den Angesprochenen?
Achten Sie dann auf Ihre eigenen Formulierungen. Wie oft nutzen Sie das Wort „müssen"? In welchen Situationen formulieren Sie Sätze mit „müssen"? Wie geht es Ihnen dabei?
Formulieren Sie Ihre Sätze neu, wenn es die Situation erfordert. Seien Sie geduldig mit sich. Am Anfang werden Sie „müssen" im Satz aussprechen und schon beim Sprechen das Bedürfnis haben, den Satz anders auszudrücken. Lächeln Sie und trauen Sie sich – Ihrem Gesprächspartner wird es in den seltensten Fällen bewusst werden. Genießen Sie diesen Prozess. Nehmen Sie Ihre Umwelt mit allen Sinnen bewusst wahr und entdecken Sie den Schatz Ihrer Sprache.

Mit Worten berühren und heilen

Wörter lösen eine Kette von Assoziationen aus. Sie berühren und können als zärtlich, liebevoll oder grob, ja sogar grenzüberschreitend, unangenehm oder sogar verletzend wahrgenommen und empfunden werden. Thich Nhat Hanh beschreibt es wie folgt: „Wenn die Achtsamkeit etwas Schönes berührt, offenbart sie dessen Schönheit. Wenn sie etwas Schmerzvolles berührt, wandelt sie es um und heilt es."[16] Mit Worten Menschen zu berühren, ist in jeder Pflegesituation möglich und bietet daher ein umfassendes Potenzial für Pflegekräfte, während der Pflegeinterventionen heilsam zu wirken und ungeahnte Ressourcen zu erschließen.

Im Volksmund spricht man von Balsam, einer dickflüssigen Mischung aus ätherischen Ölen und Harzen, deren angenehmer Geruch und heilsame Wirkung schon früh zum Sinnbild für Wohltuendes wurde. Wohltuende Worte sind Balsam für die Seele. Wie wahr! Und dieser Balsam, Ihre wohltuenden Worte als Pflegekraft, können weit mehr. Im gesamten Pflegeprozess richtet sich der Blick immer wieder und aktiv auf die Ressourcen der Patienten. Es geht um die Gestaltung einer aktivierenden Pflege und somit die Einbeziehung der vorhandenen Ressourcen des Patienten. Neben dem Erkennen und Benennen dieser Ressourcen ist es bereits auf sprachlicher Ebene effektiv möglich, diese Ressourcen zu nutzen und vor allem zu

[16] Thich Nhat Hanh: Das Glück einen Baum zu umarmen. Geschichten von der Kunst des achtsamen Lebens. 4. Auflage München 1997, S.42

aktivieren. So ist es hilfreich, darauf zu achten, wie Sie beispielsweise die vorgesehene Entlassung eines Patienten ankündigen. Üblicherweise geschieht dies mit folgenden Worten: „Wir können Sie morgen entlassen." Das Wort „entlassen" gibt es auch in der Arbeitswelt und im Gefängnis. Es klingt kalt und unpersönlich. „Heimgehen dürfen" fühlt sich wohlig an. Erzeugen Sie einen wohligen Gedanken, Vorfreude und ein angenehmes Gefühl, indem Sie formulieren: „Sie dürfen morgen heimgehen." Spüren Sie den Unterschied?

Den Abend wohltuend ausklingen lassen

Patienten in stationären Einrichtungen werden – rund um die Uhr – von den Pflegefachkräften in einem Dreischichtsystem betreut. Lassen Sie uns daher an dieser Stelle einen „Ausflug" in den Spätdienst machen und eine geläufige Pflegesituation sprachlich beleuchten.

Ein überlieferter Begriff aus dem Pflegealltag „Ich mache Sie jetzt bettfertig" ist ebenso alt wie aktuell-eine typische Ausdrucksweise, wenn die Pflegekräfte im Spätdienst die Patienten nochmals grundpflegerisch begleiten. Dieser Satz ist so vertraut und er wird täglich von Pflegekräften gesagt – unbewusst. Auszubildende und Praktikanten, die zu einem großen Teil durch „Lernen am Modell" den Alltag aufnehmen und in eigenes pflegerisches Handeln umsetzen, übernehmen diesen Satz meist unkritisch. Ihr Motiv und Ihr Handeln als Pflegefachkraft sind wertvoll, transportieren Sie es auch mittels einer achtsamen Sprache. Einen Prozess „fertig" zu machen bzw. zu beenden, symbolisiert ein technisches Geschehen. Einen Menschen „fertig" zu machen, erzeugt negative Bilder und Emotionen. Formulieren Sie: „Herr Lehmann. Darf ich Ihnen die Waschschüssel für die Abendtoilette reichen? Ich helfe Ihnen gerne." So werden Sie für Ihre Patienten eine entspannte und gute Atmosphäre am Abend schaffen.

Wohlfühlwörter statt Fachbegriffe

Lassen Sie uns an dieser Stelle auch auf die Fachsprache zu sprechen kommen. Im Pflegealltag ist es erforderlich, der Professionalität der Pflege durch eine entsprechende Fachsprache Ausdruck zu verleihen. Sie nutzen diese in Teambesprechungen, Dienstübergaben, Falldiskussionen sowie in der Pflegeplanung und Dokumentation und tragen so auch den rechtlichen Rahmenbedingungen Rechnung. Im Gespräch mit den Patienten ist es wichtig, auch diesen Aspekt der Sprache im Blick zu haben. Es sind nicht nur die lateinischen Fachbegriffe, die ein Patient nicht nachvollziehen kann und welche eher Unsicherheit oder Angst hervorrufen. Auch deutsche Fachbegriffe haben diese Wirkung.

Ich zeige es Ihnen an einem einfachen Beispiel. Stellen Sie sich bitte Folgendes vor: Sie sind mit der Morgentoilette eines Patienten befasst und wollen ihn über Ihre Vorgehensweise informieren. Sie sagen zu ihm: „Ich mache jetzt die Mundpflege." Der Begriff „Mundpflege" ist ein Fachbegriff, der im pflegerischen Kontext einen Handlungsalgorithmus beschreibt. Zudem wirkt „Mundpflege machen" sachlich und kühl. Patienten schätzen es, wenn sie sich gesehen und gepflegt fühlen.

Für den Patienten ist dieser Begriff also wenig transparent – im privaten Kontext putzt er sich die Zähne. Es entstehen daher keine Bilder zu der bevorstehenden pflegerischen Handlung. „Ich reinige und pflege jetzt Ihren Mund" oder „Ich putze jetzt Ihre Zähne und werde Ihnen beim Mundausspülen behilflich sein" – das sind Formulierungen, die für den Patienten verständlich sind. Auch Pflegekräfte putzen sich die Zähne und machen am Abend keine Mundpflege. Und doch ist ihnen, wie oben beschrieben, ihre Fachsprache so gegenwärtig, dass sie sie auch im unmittelbaren Gespräch mit dem Patienten nutzen.

Wenn Sie sich dessen bewusst werden, ist es leicht eine passende Formulierung zu finden. Und Sie können diese Situation, die täglich wiederkehrend ist, nutzen, um angenehme Gefühle beim Patienten zu erzeugen. Ergänzen Sie die oben stehenden Aussagen mit Aussagen wie:

„Ich nehme dazu angenehm warmes (oder kaltes, je nach Wunsch des Patienten) Wasser. Es wird Ihnen ein Frischegefühl geben.“ Oder: „Ich werde anschließend Ihr Gesicht mit Ihrem flauschigen (oder sonnengelben) Handtuch abtrocknen.“ Nutzen Sie die intensive Wirkung von Wörtern und schaffen Sie sich einen Schatz von Wohlfühlwörtern. Mit diesem Repertoire sind Sie dann ein Schatz, ein echtes Juwel für Ihre Patienten.

Tipp

Erstellen Sie sich eine Liste von Wohlfühlwörtern. Sie nehmen am besten gleich ein weißes Blatt Papier und einen Stift zur Hand und notieren die Wörter „flauschig“ und „sonnengelb“. Der Anfang ist gemacht! Hier noch eine kleine Zugabe für Ihre Liste:
wohlklingend, wohlriechend, wohlschmeckend, köstlich, farbenfroh, strahlend, belebend, erquickend, sonnenhell, erfrischend, wohltuend, sicher, geduldig, liebevoll, kunterbunt, frühlingshaft, lichtdurchflutet, farbenfroh ...
Die deutsche Sprache birgt einen Schatz an wohltuenden und heilsamen Wörtern – entdecken Sie ihn – für Ihre Patienten und natürlich für sich.

Auch beim Austeilen der Mahlzeiten verwenden Pflegekräfte typische Formulierungen. Wenn sie Getränke servieren, klingt das dann zum Beispiel so: „Kaffee? Schwarz-weiß?“ Mit der unvollständigen Frage beraubt die Pflegekraft sich und den Patienten um ein sinnhaftes Erlebnis. Es ist sinn-voll, beim Darreichen der Kost alle Sinne des Patienten anzusprechen. Durch ausgewählte Adjektive können Sie den Appetit des Patienten anregen und den Genuss fördern. Essen und Trinken gehören zu den grundlegenden Bedürfnissen eines Menschen. Diese zu erfüllen, trägt entscheidend zum Wohlbefinden des Patienten bei und fördert seinen Genesungsprozess. Und Sie wissen, auch auf Sie wartet in der nächsten Pause ein „köstlich duftender“ Kaffee. Allein dieser Gedanke wird Ihnen ein Lächeln ins Gesicht zaubern.

Mit Freude den Arbeitsalltag erleben und gestalten

Freude gehört zu unseren Grundemotionen. Sie ist eine positive Emotion, die wir empfinden, wenn Bedürfnisse erfüllt sind und wir eine Situation positiv erleben. Die Sprache zeigt uns, in welchen Bereichen wir Freude entdecken und leben, wie z. B. als Spielfreude, Vorfreude, Lebensfreude und Mitfreude.

Mitfreude. Ein wunderbares Wort. Kennen Sie es? Es bedeutet freudige Teilnahme an der Freude eines anderen. Im Buddhismus bezeichnet „mudita“ eine Geisteshaltung – die Praxis der wertschätzenden Freude. Nehmen wir eine alltägliche Situation in den Blick. Frau Krause hat heute in der Visite erfahren, dass sie morgen nach Hause gehen darf. Schülerin Heike sagt daraufhin zu ihr: „Ich freue mich für Sie.“ Schülerin Heike freut sich mit der Patientin und will ihr aus dieser Intention heraus ihre Mit-Freude zum Ausdruck bringen. Heike formuliert jedoch, dass sie sich für Frau Krause freuen will, demnach braucht sich Frau Krause selbst nicht zu freuen. Formuliert Schülerin Heike stattdessen: „Ich freue mich mit Ihnen!“, so wird geteilte Freude doppelte Freude. Freuen sich Pflegekräfte also mit ihren Patienten,dann verdoppeln sie ein um das andere Mal die Freude in ihrem Pflegealltag.

Aus dieser positiven Stimmung der Freude heraus, können Sie als Pflegekraft den Stationsalltag mit all seinen Herausforderungen positiver wahrnehmen. In einer freudvollen Grundhaltung gelingt es uns leichter, anderen Menschen ebenfalls positiv zu begegnen. Wir sind ihnen toleranter, geduldiger und großzügiger gegenüber. Schenken Sie daher dem Wort „Freude“ mehr Aufmerksamkeit und laden Sie gleichzeitig Fröhlichkeit, Frohsinn, Zufriedenheit, Wohlbefinden und Heiterkeit in Ihr privates und berufliches Leben ein. Initiieren Sie Arbeitsfreude. Ich wünsche Ihnen von Herzen viel Freude dabei!

Ausklang

Erinnern Sie sich an Ihre Kollegin am Anfang dieses Kapitels? Wieder sitzt sie in der S-Bahn und ist nach einem anstrengenden Frühdienst auf dem Heimweg. In Gedanken ist sie noch bei ihrer Arbeit:

Ich bin müde und rechtschaffen erschöpft – was für ein Tag. Ich schaue in die Gesichter der anderen Fahrgäste. Mir gegenüber sitzen eine junge Mutter mit ihrem kleinen Sohn auf dem Schoß und gleich daneben ein Bauarbeiter. Sein Gesicht ist gegerbt von der Arbeit im Freien. Einige Fahrgäste lesen, andere hören Musik und einige schlafen für einige Momente erschöpft ein. An der nächsten Station steigt eine ältere Dame ein. Sie zieht das rechte Bein nach und geht an einer Krücke. Ich springe auf und biete ihr meinen Sitzplatz an. Sie ist sichtbar erleichtert und bedankt sich mit einem Lächeln. Meine Füße schmerzen, ich bin müde und ich werde wohl den Rest der Fahrt stehen. Und? Ich lächle! So bin ich! Und ich denke für einen Augenblick an den heutigen Dienst und lasse ihn Revue passieren …

Herr Lehmann hat die Nacht gut überstanden und Frau Köhler geht es sichtlich besser. Ich bin froh, dass Schwester Katrin gesund ist, so ließ sich die Arbeit heute im Dienst leichter einteilen und es blieb Zeit für ein erstes Gespräch mit der neuen Schülerin. Ach ja, und dann war da noch die Fortbildung zum Thema: „In der Sprache liegt die Kraft“.

Ich habe in diesem Sinne:

- *die Patienten achtsam geweckt und eine Wohlfühlatmosphäre am frühen Morgen geschaffen,*
- *zu den Patienten wertschätzend Kontakt aufgenommen, beim Wecken, bei der Vorstellung und am Tresen (Ansprechen-Anschauen-Atmen),*
- *in vollständigen Sätzen gesprochen,*
- *zwischen den Sätzen Pausen gemacht und auch meine Mittagspause genossen, denn: „Pausen sind notwendig, damit unser Leben gelingt ...“,*
- *meinen Gesprächspartnern mitgeteilt, was jeweils meine nächsten Gedanken/Handlungsschritte sein werden,*
- *mich präsent und klar als Praxisanleiterin gezeigt und den Schülerinnen Anweisungen gegeben,*
- *mir Zeit geschenkt, indem ich das Präsens in Futur gewandelt habe – aus dem „Müssen“ wird ein „Werden“ – der Druck schwindet und meine Freude steigt,*
- *die Ressourcen der Patienten aktiviert und sie mit allen Sinnen wahrnehmen lassen,*
- *einen Schatz entdeckt: eine ganze Liste voller „Wohlfühlwörter“,*

- *meine Stationsschwester erreicht und sie hat meiner Bitte entsprochen,*
- *Patienten meine Mitgefühle ausgesprochen und mit ihnen Freude geteilt und verdoppelt.*

Ein ausgefüllter Tag. Ein erfüllter Tag. Ich lasse meinen Blick über die Menschen in der S-Bahn schweifen und erneut huscht ein Lächeln über mein Gesicht. Ja, ich liebe meinen Beruf.

Und jetzt? Jetzt freue ich mich auf meine Familie. Ich werde heute gemeinsam mit meinen Kindern einen Kuchen backen, das Wochenende steht vor der Tür. Und später, wenn die Kinder bereits im Bett sind, werde ich den Abend mit meinem Mann ausklingen lassen.

Maria Lackner

Achtsam kommunizieren in Krankenhaus, Pflegeheim und ambulantem Pflegedienst

Neben den Händen ist die Sprache unser wichtigstes Arbeitsmittel in der Pflege. Mit Sprache können wir Halt und Orientierung geben. Oder wir können damit Wohlbefinden und Sicherheit schenken. Die Sprache spielt also eine zentrale Rolle im Umgang mit kranken, hilfsbedürftigen Menschen. Dies lernte ich schon während meiner Ausbildung. In erster Linie brachten uns unsere Lehrer verschiedene Kommunikationsmodelle näher. Wir übten in Rollenspielen, wie wir beispielsweise ein Aufnahmegespräch mit einem Patienten führen sollten. Inzwischen habe ich in über dreißig Berufsjahren viele Erfahrungen in unterschiedlichen Pflegebereichen gesammelt. Das Thema Kommunikation begleitete mich dabei wie ein roter Faden. Vor allem die psychologischen Aspekte der Kommunikation interessierten mich.

Seit Ende 2007 befasse ich mich mit dem Lingva Eterna Sprach- und Kommunikationskonzept. Damit eröffnete sich mir eine bisher gänzlich unbekannte Seite der Sprache – nämlich die Kraft ihrer Struktur. Indem ich

meine persönliche Sprechweise bewusst wahrnehme und sie achtsam weiterentwickle, trage ich wesentlich zu einer klaren und verständlichen Kommunikation bei. Dies ist besonders im Pflegeberuf wichtig und wertvoll. Haben wir es doch mit Menschen in zumeist außerordentlichen, kritischen Lebenssituationen zu tun.
Zwei Aspekte dieses Konzepts schätze ich besonders. Erstens: Mit bewusster Sprache ist es mir möglich, einen wesentlichen Beitrag für ein friedliches und gedeihliches Miteinander zu leisten. Ich brauche weder Extraanstrengungen zu unternehmen, noch demonstrieren zu gehen oder Kurse zu besuchen – ich achte schlichtweg auf meinen Sprachgebrauch im Alltag. Zweitens: Ich weiß mich auch für schwierige Gesprächssituationen ausgestattet. Das macht mich innerlich stark. Damit bringe ich den Mut auf, auch heikle Themen anzugehen, vor denen ich mich früher gedrückt habe – beispielsweise zu einem Vorgesetzten zu gehen, um ein Anliegen vorzubringen, oder mich mit einer Kollegin auszusprechen.
Immer wieder hatte ich Gelegenheit, in unterschiedlichen Tätigkeitsfeldern der Pflege zu arbeiten. Neben dem Krankenhausbetrieb kenne ich die ambulante Pflege und die Altenpflege. Aus allen drei Gebieten bringe ich Ihnen daher Sprachbeispiele.

Bewusste Sprache im Krankenhaus

Nach zwanzig Jahren Abwesenheit vom Klinikbetrieb bin ich seit Dezember 2015 wieder in einem Krankenhaus tätig. Im Vergleich zu den Pflegeheimen und ambulanten Diensten, die ich kenne, nehme ich hier eine stärkere Anonymität der Einzelpersonen wahr. Die Atmosphäre ist kühl, sachlich, betriebsam. Diagnostik und medizinische Therapie stehen im Vordergrund. Die Pflege ist ein Rädchen im hektischen Getriebe.

Es geht darum, Menschen zu untersuchen, eine gesicherte Diagnose zu stellen und sie dann effizient zu therapieren. Das Ziel ist, die Menschen möglichst rasch wieder zu entlassen. Die Mitarbeiterinnen und Miterbeiter stehen daher jeden Tag aufs Neue vor der Aufgabe, sich auf fremde Personen einzulassen. Zudem findet ein häufiger Personalwechsel statt. Auch die Zusammenarbeit mit unterschiedlichen Berufsgruppen auf engem Raum ist manchmal schwierig.

Angesichts dieser vielen und unterschiedlichen Herausforderungen erachte ich für die Sprachebene folgende Punkte als essenziell: eine klare und wertschätzende Kommunikation, Minimierung von Druck und Hetze sowie das Erzeugen einer angenehmen Arbeitsatmosphäre.

Bogensätze bringen Klarheit und Ruhe

Klare Botschaften entstehen vor allem durch den korrekten Gebrauch unserer Sprache – also dadurch, wie wir unsere Sätze bauen oder wie wir die Vielfalt der deutschen Sprache sinnvoll nutzen.

Wann erleben Menschen Sprache als klar? Zwei Grundvoraussetzungen liegen bei der sprechenden Person selbst. Mit klaren inneren Bildern und Gedanken kann sie auch klare Botschaften formulieren. Weiter ist es relevant, dass die Gedanken und Emotionen, die jemand hat, mit seinen Worten übereinstimmen. Und nun gelangen wir auf die Sprachebene: Mit einem korrekten Gebrauch der Grammatik erzielen wir ebenfalls Klarheit. Dies sind Beispiele für kurze Bogensätze:

„Ich wechsle Ihnen jetzt den Verband."

„Morgen wird Sabine in den Dienst kommen."

„In der Fieberkurve fehlen die Eintragungen des heutigen Tages."

Wenn Sie diese Sätze laut lesen, werden Sie beobachten, dass sich Ihre Stimme am Ende des Satzes senkt, der Punkt am Ende des Satzes wird hörbar. Die Art und Weise des Sprechens erinnert an einen Bogen. Bei Lingva Eterna heißen diese Sätze deshalb „Bogensätze". Viele Menschen sprechen anders. Anstatt ihre Stimme zu senken und damit am Satzende zu landen, bleiben sie am

Ende des Satzes mit ihrer Stimme oben und hängen mit „und“ einen weiteren Satz an. Ich gebe Ihnen ein Beispiel. Lesen Sie laut die Sätze, die eine Pflegekraft zu einer Patientin spricht und bleiben Sie mit Ihrer Stimme in der Höhe: „Guten Morgen, Frau Müller, ich helfe Ihnen jetzt beim Aufstehen, und dann begleite ich Sie ins Bad, dort können Sie sich frisch machen, weil das Frühstück gleich kommt.“

Wir wirken diese Sätze auf Sie?

Nun mache ich aus dem langen Schachtelsatz einzelne kurze Bogensätze. Bitte lesen Sie wieder laut. Senken Sie bei jedem Punkt Ihre Stimme ab und machen Sie vor dem nächsten Satz eine ganz kleine Pause: „Guten Morgen Frau Müller! Ich helfe Ihnen jetzt beim Aufstehen. Dann begleite ich Sie ins Bad. Dort können Sie sich frisch machen. Danach werde ich Ihnen Ihr Frühstück bringen.“

Vielen Menschen ist diese Sprechweise fremd. Es klingt für sie holpernd und künstlich. In meinen Seminaren höre ich oft als Antwort: „Ja, klar verständlich ist das schon, aber so redet doch keiner.“ Bogensätze wirken in einer Übungssituation unnatürlich. Doch nehmen die Teilnehmerinnen und Teilnehmer die Bogensätze gerne an, wenn sie erkennen, dass das, was sie wirklich sagen wollen, beim anderen auch leicht ankommt. Durch die Bogensätze wird die Aussage klar, sie erhält Gewicht und

Bedeutung. Nebenbei führen Bogensätze zu einer Verlangsamung der Sprechgeschwindigkeit. Bogensätze erleichtern es uns, ganz im Jetzt und bei uns zu sein. Dadurch helfen sie uns, in hektischen Situationen ruhig zu bleiben.

Informationen schaffen Offenheit und Transparenz

Ein häufiger Grund für Missverständnisse und Unmut ist zu wenig oder gar fehlende Information. Im Pflegealltag sind das zum Beispiel Informationen über Tagesabläufe und Routinearbeiten auf Station.

Solche Informationen sind in erster Linie für die Patientinnen und Patienten wichtig, doch ebenso auch für Lernende oder Besucher. Wenn Pflegekräfte konsequent und laufend ihre Arbeit und die für sie selbstverständlichen Abläufe erklären, schaffen sie eine Atmosphäre von Offenheit und Transparenz. Patienten, Angehörige und auch die Auszubildenden und Praktikanten fühlen sich gesehen und geachtet. Sie merken, dass jemand sie ernst nimmt. Und sie fühlen sich sicher, denn sie wissen, was mit ihnen passiert.

Im Sommer 2016 konnte ich diesen Wert in der für mich neuen Rolle der Patientin erleben: Von heftigen Gelenkschmerzen geplagt, ging ich zur Abklärung meiner Symptome ins Krankenhaus. Als ich in den Wartebereich der Ambulanz kam, saß dort nur eine alte Dame. Ich freute mich auf eine kurze Wartezeit. Die Pflegekraft am Empfang nahm meine Papiere entgegen und bat mich, Platz zu nehmen. Das war alles. Etwas später begrüßte mich eine Schülerin, die ich vom vorherigen Praktikum auf unserer Station kannte. Sie wirkte erfreut, mich zu sehen, und betroffen ob meines Zustandes. Sofort brachte sie mir einen bequemen Stuhl und maß meine Vitalwerte.

Dann geschah nichts mehr mit mir. Dafür brachten Rettungssanitäter ab und an Personen in die Ambulanz. Diese Erkrankten kamen sofort in die einzelnen Behandlungsräume. Irgendwann entdeckte ich einen Aushang, auf dem stand, dass Notfälle immer Vorrang im Ambulanzbetrieb haben. Das leuchtete mir ein. Dennoch wurde mir das Warten lang. Ich wurde ungeduldig und ich sehnte mich nach einem Bett. Nach zwei Stunden kam ich endlich an die Reihe.

Sehen wir uns diese Situation unter dem Gesichtspunkt „klar und angemessen informieren" an: Das lange Warten hätte ich deutlich besser ertragen, wenn jemand zu mir gekommen wäre und mich informiert hätte. Zum Beispiel so: „Frau Lackner, ich habe im Blick, dass Sie immer noch warten. Ich erkläre Ihnen, warum das so ist: Wir haben laufend Patienten bekommen, die sofort Untersuchungen brauchten. Notfallpatienten ziehen wir immer vor. Gleichzeitig fehlt uns ein Arzt. Deshalb verzögert sich Ihre Untersuchung. Bitte haben Sie noch etwas Geduld. Brauchen Sie inzwischen etwas?"

Bitte erinnern Sie sich jetzt an meine Ankunft in der Ambulanz. Können Sie sich vorstellen, dass ich meine Wartezeit anders erlebt hätte, wenn ich schon bei der ersten Kontaktaufnahme Informationen zum Ablauf des Ambulanzbetriebs und zur aktuellen personellen Situation erhalten hätte? Ich meine schon.

Ich biete Ihnen für eine solche Situation eine zweite Formulierung an: „Guten Tag, Frau Lackner. Ich bin Schwester Pia. Meine Aufgabe ist es, Ihre Daten einzutragen und Untersuchungen zu organisieren. Sobald unsere Schülerin Lene frei ist, wird sie Ihnen Blutdruck und Temperatur messen. Im Moment haben alle Ärzte zu tun. Wenn nichts dazwischen kommt, werden Sie als Nächstes an der Reihe sein. Es kann sein, dass Patienten notfallmäßig kommen. Diese haben immer Vorrang. Das hieße dann für Sie, weiterhin zu warten. Bitte nehmen Sie hier im Wartebereich Platz. Sie dürfen mich gerne ansprechen, wenn Sie etwas brauchen."

Diese Sätze habe ich bewusst formuliert. Sie folgen einer inneren Logik. Theodor von Stockert beschreibt diese mit dem Lingva Eterna Kommunikationsmodell.[17] Darin teilt er den Ablauf eines Kommunikationsprozesses in folgende fünf Schritte ein: Intention – wertschätzende Kontaktaufnahme – Rahmen – Diskurs – Schluss.[18]

[17] von Stockert, Theodor: Meine Sprache und ich. Mit Sprachstruktur Persönlichkeit entwickeln. Nürnberg 2016, S. 158 ff.

[18] Lesen Sie dazu Näheres im Kapitel „Das Lingva Eterna Kommunikationsmodell", Seite 5ff.

Schwester Pia kennt den Ambulanzbetrieb und sie weiß um die momentane Arbeitssituation. Sie geht davon aus, dass die Menschen, die in die Ambulanz kommen, weder diese Abläufe noch die momentane Arbeitssituation kennen. Es ist ihr bewusst, dass diese Menschen in irgendeiner Art beeinträchtigt sind – sei es durch Schmerzen, Unwohlsein, Ängste, das Alter oder aus vielen anderen Gründen.

Um den wartenden Menschen Orientierung und Sicherheit zu vermitteln (= Intention), beginnt sie das Gespräch. Sie begrüßt mit Namen und stellt sich selber vor (= wertschätzende Kontaktaufnahme). Sie gibt wesentliche Informationen, damit sich die angesprochene Person ein Bild zur Situation machen kann (= Rahmen). Bei obigem Beispiel kommt es zu keinem Diskurs – also einem Gespräch. Schwester Pia informiert bloß.

Sie könnte jedoch einen Diskurs mit einer Frage einleiten: „Haben Sie noch Fragen?“ Die Antwort der Patientin könnte ein Kopfschütteln oder ein „Nein, danke“ sein. Oder die Patientin äußert einen Wunsch: „Hätten Sie vielleicht ein Glas Wasser für mich?“ Schwester Pia beendet ihre Ausführungen mit einer freundlichen Botschaft: „Sie dürfen mich gerne ansprechen, wenn Sie etwas brauchen.“ (= Schluss). Kurze Sätze erleichtern das Erfassen des Gesagten.

Wie wichtig klare Informationen sind, verdeutlicht auch dieses Erlebnis: Eines Morgens kam meine Kollegin aufgebracht in unser Dienstzimmer. Sie berichtete, eine Patientin habe sie angeschrien und des Zimmers verwiesen – ungefähr so: „Sie brauchen überhaupt nicht mehr ins Zimmer zu kommen, von Ihnen lasse ich mich nicht betreuen – so eine unverschämte Person!“ Was war geschehen? Meine Kollegin war auf das Läuten der Patientin hin ins Zimmer gegangen. Diese habe ihr allerhand Wünsche vorgebracht, ohne „bitte“ zu sagen. Anfangs habe sie diese Wünsche auch erfüllt. Erst als die gehfähige Patientin – die auch schon aufgestanden war – zu guter Letzt sagte: „Und bringen Sie mir eine Flasche Wasser“, sei es ihr zu bunt geworden. Sie habe dann zur Patientin gesagt: „Die können Sie selber holen.“ Und somit war die Situation eskaliert.

Während meine Kollegin dies berichtete, kam die Frau ans Dienstzimmer und forderte lauthals, die Chefin hier zu sprechen. Es war also Eile geboten, den Aufruhr zu beenden. Ich sagte zu meiner Kollegin, dass ich ihr Zimmer ab sofort übernehmen werde, und ging ins Patientenzimmer. Kaum am Bett der Patientin – ich nenne sie Frau Meier – angekommen, fing diese auch schon an, über meine Kollegin zu schimpfen. Ich streckte ihr meine Hand entgegen, um sie zu begrüßen, und sagte:

„Frau Meier – eins nach dem anderen. Erst einmal stelle

ich mich bei Ihnen vor. Ich bin Maria Lackner. Gerade habe ich mit meiner Kollegin die Zimmer getauscht. Nun werde ich Sie bis 16 Uhr betreuen. Mir ist es wichtig, Ihnen unseren üblichen Tagesablauf zu erklären. Dann werde ich Ihnen sagen, was Sie von uns erwarten können. Ihr Ärger wird sich sicher rasch legen."

Ich erklärte der Patientin, wie bei uns (einer Wochenstation) üblicherweise der Tag abläuft. Als Nächstes sagte ich ihr, welche Pflegeziele wir haben – nämlich in erster Linie die Wöchnerinnen zur Pflege ihres Neugeborenen zu befähigen. Deshalb bitten wir auch gehfähige Frauen, wenn immer möglich aus dem Zimmer zu kommen und ihre benötigten Dinge abzuholen. Dadurch stärken sie ihren Kreislauf und die Bewegung tut ihnen für viele Bereiche gut.

Diese Information dauerte nur wenige Minuten und hatte den gewünschten Effekt: Frau Meier beruhigte sich und holte sich – meistens – die Dinge, die sie wollte. Bemerkenswert finde ich die Reaktion einer Mitpatientin. Diese hatte offenbar interessiert hingehört. Sie sagte zu mir: „All das, was Sie zu Frau Meier gesagt haben, hätte ich auch gern am Anfang meines Aufenthalts erfahren. Dann hätte ich gewusst, was hier üblich ist und wie ich mich verhalten soll. Ich war schon in mehreren Krankenhäusern und überall ist es ein wenig anders. Das verunsichert einen."

Tipp

Jeder Mensch, der sich in einer Ausnahmesituation befindet, ist dankbar für klare, ausreichende Informationen. Sie geben ihm damit Halt und Orientierung in der meist hektisch wirkenden Atmosphäre eines Krankenhauses. Allzu leicht vergessen die Klinikmitarbeiterinnen und -mitarbeiter, dass die Abläufe, die für sie ganz normal sind, für andere Menschen fremd sind und durchaus beängstigend wirken können. Gewöhnen Sie sich daher an, jedem Patienten in schlichten, kurzen Sätzen den bevorstehenden Ablauf zu erklären.

Eine langsame Sprechweise schafft eine ruhige Atmosphäre

Im Klinikalltag herrscht oft rege Betriebsamkeit. Ein hohes Arbeitspensum fordert volle Konzentration und rasches Handeln. Immer wieder kommt es zur Anhäufung von Aufgaben, die scheinbar alle gleichzeitig erledigt sein wollen. Und dann kommt noch der persönliche Anspruch der Pflegenden hinsichtlich der Qualität ihrer Pflege hinzu. Sie wollen „ganzheitlich" pflegen und eine gute Pflegebeziehung zu ihren Patienten aufbauen. Das sind hohe Ansprüche, die ihren Preis haben: Viele Pflegekräfte fühlen sich nach dem Dienst erschöpft und leer, sind müde und ausgelaugt nach all dem Druck und der Hetze. Eine bewusste Sprache bringt hier spürbare Entlastung.

Wieder kommen die sogenannten Bogensätze ins Spiel. Sie erinnern sich: Es sind kurze, vollständige Aussagesätze mit einem hörbaren Punkt am Satzende. Dabei senkt sich am Satzende die Stimme ab. Bogensätze helfen uns, Stresssituationen gut zu meistern. Wenn wir hingegen mit der Stimme am Ende des Satzes oben bleiben, verstärkt dies das Gefühl des Getriebenseins. Diesen Effekt spüren auch die Menschen, welche die sprechende Person hören, und verhalten sich entsprechend. Somit beeinflusst die Sprechweise wesentlich die Atmosphäre einer Gesprächssituation. Ich gebe Ihnen ein Beispiel:

Eine Pflegekraft sagt zur anderen: „Ach, was ich noch alles zu tun habe! Meine Aufnahme ist schon gekommen, dabei hab ich noch gar nicht alle Betten gemacht, und bei Frau Meier muss ich noch die Blutabnahme machen, und garantiert kommt jetzt gleich Dr. Vogt und will Visite machen!" Stellen Sie sich vor, Sie sind die angesprochene Pflegeperson. Wie geht es Ihnen dabei? Was denken Sie von Ihrer Kollegin? Wie gestresst und hektisch nehmen Sie sie wahr?

Und nun biete ich Ihnen kurze Bogensätze an. „Ach, ich habe noch einiges zu tun. Meine Patientin für die

Aufnahme ist schon gekommen. Dabei hab ich noch gar nicht alle Betten gemacht. Bei Frau Meier muss ich noch die Blutentnahme machen. Wahrscheinlich wird jetzt auch gleich Dr. Vogt zu Visite kommen.“ Wie fühlen Sie sich bei dieser Variante? Nehmen Sie Ihre Kollegin anders wahr, als bei der ersten Variante?

Ich beschreibe Ihnen, wie es mir geht: Bei Variante eins erlebe ich die Kollegin als hektisch und vorwurfsvoll. Ich lasse mich von der Hektik meiner Kollegin anstecken. Je nachdem, ob ich selber viel zu tun habe, will ich ihr entweder gleich von meinem eigenen Stress erzählen, oder ich bekomme ein schlechtes Gewissen und biete ihr meine Hilfe an. Bei Variante zwei erlebe ich die Kollegin recht ruhig und überlegt. Ich höre keinen Vorwurf mehr. Ich höre, dass sie viel zu tun hat. Und ich traue ihr zu, dass sie es meistern wird. Ich kann gut bei mir bleiben. Wenn ich selber viel Arbeit habe, hilft mir ihre ruhige Sprechweise. Wenn ich mein Arbeitspensum gut im Griff habe, biete ich ihr gerne meine Hilfe an.

Wörter machen Druck – oder entlasten

Petra Springer erläutert in ihrem Beitrag ausführlich die Wirkung der Wörter „müssen“ und schnell“ (siehe Seite 68ff.). Sie lenkt dabei ihren Focus auf die Gesundheit der Pflegenden. Ich ergänze ihre Ausführungen hier mit der Wirkung von Muss-Schnell-Sätzen auf die Patientinnen

und Patienten. Denn auch diese bekommen solche Sätze reichlich zu hören.
Bitte stellen Sie sich einen Patienten vor, der mit einem schmerzhaften Ulcus cruris am linken Unterschenkel im Bett liegt. Die Pflegekraft, die viel zu tun hat, sagt zu ihm: „Ich muss Ihnen noch schnell den Verband wechseln." Der Druck, den die Pflegekraft hat, überträgt sich auf den Patienten. Es kann gut sein, dass er sich unwohl fühlt oder gar Angst bekommt. Vielleicht glaubt er auch, dass er der Pflegekraft lästig ist und viel Arbeit macht. Meine Kursteilnehmerinnen geben bei diesem Beispiel auch die Rückmeldung, dass sie die Pflegekraft als unfreundlich wahrnehmen, manche als unsicher, der Verbandwechsel stünde im Vordergrund, nicht der Patient mit seiner schmerzenden Wunde. Solche Empfindungen können die Pflegemaßnahme dann auch zusätzlich schmerzhaft werden lassen.
Lassen Sie diese Alternative auf sich wirken: „Ich werde gleich Ihre Wunde behutsam pflegen und frisch verbinden." Der Druck ist weg. Keine Spur von Hektik oder Unsicherheit. Die Pflegekraft sieht und achtet den Patienten mit seinem schmerzenden Bein. Sie wirkt souverän und schafft mit ihrer Wortwahl und Ausdrucksweise Vertrauen. Mit diesem kleinen Beispiel sehen Sie, wie leicht Sie nicht nur mit Ihren Händen, sondern auch mit Worten pflegen können.

„Ja, ich komme gleich", „Ja, ich mach's gleich" – ist auch Ihnen solch ein Satz geläufig? Mir ist er vertraut und ich höre ihn auch bei vielen meiner Kolleginnen. Bitte legen Sie Ihre Aufmerksamkeit auf das „gleich". Sinngemäß soll der Satz bedeuten: Ja, ich habe das Anliegen verstanden. Im Augenblick bin ich mit etwas anderem befasst, oder etwas anderes hat Priorität für mich. Ich werde in Kürze, in naher Zukunft, dafür Zeit haben oder mich damit befassen. Wenn ich „ich komme gleich" sage, hole ich mir das Thema jedoch in die Gegenwart. Wenn ich nun ohnehin schon viel zu tun habe, erhöhe ich mir mit diesem Satz meinen inneren Druck.

Das „gleich" hat zudem etwas Vages an sich und den Beigeschmack eines Aufschubs. Wann wird denn „gleich" sein? In einer Minute? In zehn Minuten? Für jeden von uns wird „gleich" auch eine unterschiedlich lange Zeitspanne sein. Ich mache gute Erfahrungen damit, stattdessen zu benennen, woran ich gerade arbeite und wann genau ich für das Anliegen Zeit haben werde. Das bringt Klarheit und Verbindlichkeit in die Kommunikation und hilft mir, mich auf das zu konzentrieren, was gerade zu tun ist.

Dazu ein Beispiel: Sie haben gerade vor, in ein Patientenzimmer zu gehen. Da will eine Patientin etwas von Ihnen. Anstatt zu sagen: „Ja, ich komme gleich", könnten Sie sagen: „Ja, Frau Fink, erst werde ich bei einem Patienten Blut abnehmen. In circa fünf Minuten werde ich dann zu Ihnen kommen."

Die wertschätzende Kontaktaufnahme

Es ist mir wichtig, dass Sie gleichermaßen pfleglich mit sich selbst und mit den Menschen in Ihrem Arbeitsumfeld umgehen. Auch bei diesem Thema kann bewusste Sprache einen wertvollen Beitrag leisten. Ein Schlüssel dazu ist die wertschätzende Kontaktaufnahme.

Im Alltag erlebe ich es immer wieder, dass Menschen ohne vorherige Kontaktaufnahme zu reden beginnen – zum Beispiel in dieser Situation: Eine Pflegekraft schreibt einen Pflegebericht. Ihre Kollegin kommt in ihre Nähe und berichtet: „Wir bekommen gleich eine Aufnahme." Oder die Kontaktaufnahme ist kaum wahrnehmbar, wie in dieser Szene: Ein Pfleger sagt im Vorbeigehen zur Schülerin: „Mach bei Frau Meier bitte noch das Bett". Bei beiden Beispielen fehlt etwas Wesentliches: der Name. Wenn wir die Menschen mit ihrem Namen ansprechen, dann fühlen sie sich auch persönlich angesprochen. Wenn wir sie auch noch wertschätzend ansprechen, ist die Chance hoch, dass unsere Botschaft in gewünschter Weise ankommen wird. Unter der wertschätzenden Kontaktaufnahme versteht das Lingva Eterna Kommunikationsmodell ein bewusstes

Ansprechen einer Person mit den drei A: Das erste A steht für Ansprechen mit dem Namen, das zweite A meint Anschauen (= Blickkontakt) und das dritte A steht für Atmen (= kurze Pause, bevor die eigentliche Botschaft kommt). Mit diesen drei A klingen die vorigen Beispiele so: Eine Pflegeperson schreibt einen Pflegebericht. Ihre Kollegin kommt in ihre Nähe und spricht sie an: „Ronja" – Blickkontakt – Pause – „Wir bekommen gleich eine Patientin zur Aufnahme." Zweites Beispiel: Ein Pfleger spricht im Gehen die Schülerin bewusst an: „Nicole" – Blickkontakt – Pause – „Mach bei Frau Meier bitte noch das Bett." Entscheidend für eine gelingende Kontaktaufnahme ist, dass ich der angesprochenen Person Gelegenheit gebe, sich auf eine neue Situation einzustellen. Dies schaffe ich leicht und wertschätzend mit den drei A.[19]

Ganze Sätze – ganze Wertschätzung

Immer wieder erlebe ich den wohltuenden Unterschied, wenn mich Menschen anlächeln und dann sagen: „Guten Morgen, Maria, ich ..." im Gegensatz zur Variante: „Morgen, ich ..." Testen Sie eine weitere Variante: „Hallo Maria, ich wünsche dir einen guten Morgen." Auch wenn Ihnen Variante drei lang und fremd vorkommt: Bitte probieren Sie alle drei Varianten aus und prüfen Sie ihre Wirkung.

[19] Weitere Erklärungen und Beispiele zu den drei A finden Sie in den Kapiteln „Die Kraft der Sprache im Krankenhausalltag", S. 22ff., und „Wertschätzende Sprache als Führungsinstrument im Pflegemanagement", S. 241ff.

Mit ganzen Sätzen erzielt die sprechende Person die größte Präsenz. Sie schenkt damit ihren Mitmenschen ihre ganze Aufmerksamkeit und Wertschätzung. Das wirkt sich wohltuend auf die Arbeitsatmosphäre aus. Auf mich wirken Satzstummel oft floskelhaft und nichtssagend. Ich merke es auch bei mir selber: Meine Satzstummel wirken auf andere oft wie leere Höflichkeitsreden. Oft fehlt dabei auch der Blickkontakt. Ich nenne Ihnen ein paar Beispiele: In der Kantine murmeln die Sitznachbarn in ihren Teller: „Einen Guten". Der Kollege ruft beim Weggehen von der Station noch schnell ins Dienstzimmer: „Einen Ruhigen noch ..." Aus dem Dienstzimmer schallt es zurück: „Mhm, danke." Die Pflegerin sagt zur Ärztin: „Schönen Feierabend." Diese antwortet: „Danke, gleichfalls."

Tipp

Bringen Sie mit ganzen Sätzen menschliche Wärme in Ihr Arbeitsumfeld. Sie können mit neuen Satzkreationen so leicht Lächeln und Freude hervorrufen. Beispielsweise mit „Ich wünsche Ihnen einen kurzweiligen Dienst", „Ich wünsche dir einen freien Sitzplatz in der U-Bahn", „Ich freue mich schon auf den nächsten Dienst mit dir".

Das kleine Wörtchen „über"

Es lohnt sich, auch ganz geläufigen Formulierungen des Sprachalltags Aufmerksamkeit zu schenken. Was hat es mit dem Wörtchen „über" auf sich? Im Satzgefüge kann es verschiedene Funktionen ausüben. Ich betrachte es hier in seiner Funktion als Präposition in Sätzen wie:
„Wir haben über die knappe Personalsituation diskutiert."
„Sie hat sich über sein Verhalten geärgert."
„Wir reden über die gestrige Sitzung."
„Wie denkst du über die neue Kollegin"

Welche Gedanken und Bilder kommen Ihnen bei der Formulierung „Wie denkst du über die neue Kollegin?" Und welche beim Satz „Wie findest du die neue Kollegin?"
Ich habe die Erfahrung gemacht, dass die Formulierungen „über etwas oder jemanden denken" oder „über etwas oder jemanden sprechen" mich und andere dazu einladen, ins Verurteilen zu geraten. Bei Sätzen wie „Wie findest du ..." oder „Was meinst du ..." besteht diese Gefahr hingegen weniger.
Dies hängt mit der Präposition „über" zusammen. Über bedeutet unter anderem auch darüber – damit stellen wir uns über andere. Über jemanden reden (egal, ob über Mitarbeiter, Kollegen oder Patienten) ist vielfach mit Tratsch und „schlecht reden" verbunden. So ver-

schwindet ein wertschätzender Austausch in Augenhöhe. Das lässt eine schlechte Arbeitsatmosphäre entstehen, die sich zudem auf die Qualität der Arbeit negativ auswirkt.

Oft signalisiert diese Verwendung von „über" auch eine Geringschätzung oder Abwertung. Dies veranschaulicht der Ausruf einer früheren Vorgesetzten. Sie rief bei einer Teamsitzung nach einer langen Diskussionsphase: „Jetzt haben wir lange genug darüber diskutiert! Lasst uns endlich in die Gänge kommen. Wer hat Lösungsideen?" Diese Äußerung war wenig wertschätzend.

Mit der folgenden Formulierung hätte die Vorgesetzte das offensichtlich lange Ringen um eine Lösung ernst genommen und gewürdigt: „Wir haben das Thema lange von allen Seiten betrachtet. Wer hat eine Idee, wie wir die Theorie nun in die Praxis umsetzen können?"

Bewusste Sprache im Pflegeheim

In einem Alten- und Pflegeheim mittlerer Größe konnte ich in unterschiedlichen Funktionen eigene Erfahrungen sammeln. So kann ich überzeugt sagen: Die Pflege und Betreuung alter Menschen ist ein anspruchsvoller Arbeitsbereich, der große körperliche sowie seelisch-emotionale Belastbarkeit erfordert. Die hier Tätigen brauchen ein großes fachliches (fächerübergreifendes) sowie emotionales Wissen und Können. Der große Vor-

teil gegenüber der Pflegearbeit im Akutbereich, zum Beispiel in einem Krankenhaus, ist für mich, dass durch die meist lange Begleitung der Heimbewohner menschliche Nähe erwächst. Die Pflegenden sind nicht nur die Gebenden – sie empfangen auch viel von den Menschen, die sie betreuen: Vertrauen, Dankbarkeit, Teilhabe an deren Leben.
Vor diesem Hintergrund biete ich Ihnen folgende sprachlichen Schwerpunkte an: sich den Dienst erleichtern, alte Menschen mit Sprache anregen, Pflege sichtbar machen.

Klare und wertschätzende Aufforderungen

Menschen, die im Pflegeheim arbeiten, erleben einen speziellen Druck. Er entsteht durch das Gefühl, einen Spagat vollbringen zu müssen: Auf der einen Seite steht das große Arbeitspensum eines Tages und auf der anderen Seite die Langsamkeit der alten Menschen, die in ihrer eigenen Zeit mit ihrem eigenen Tempo leben.
Jeder, der schon einmal im Heim gearbeitet hat, kennt dieses Dilemma. Die Pflegenden sollen ihre Arbeit rasch erledigen und gleichzeitig zwingen die Umstände sie oft zur Langsamkeit und zum Warten. Auf der Sprachebene habe ich immer wieder beobachtet, dass Pflegende in unvollständigen Sätzen sprechen – als meinten sie, dass ihre Arbeit damit schneller gehe.

Stellen Sie sich eine Pflegekraft mit der Pflegeheimbewohnerin Frau Moll im Badezimmer vor. Die Pflegekraft hilft der alten Dame bei der Körperpflege. „So, Sie können sich jetzt mal Ihr Gesicht waschen. Und jetzt abtrocknen, ... da ist die Zahnbürste, ... ein bisschen Zahncreme drauf, ... und spülen, ... jetzt ausspucken, ... jetzt das Hemd aufknöpfen.“ Und so weiter ...

Wie wirkt eine solche Sprechweise? Was kommt bei Frau Moll an? Und wie nimmt sie die Pflegekraft wahr?

Diese Sprechweise wirkt unpersönlich, mehrdeutig und wenig wertschätzend. Weshalb? Es fehlt etwas Wesentliches: Frau Moll (das Subjekt, um das es geht) ist verschwunden. So wird sie sich auch nicht angesprochen fühlen. Das macht es ihr schwer, der Anleitung der Pflegekraft zu folgen.

Bei unvollständigen Sätzen fehlt häufig das Subjekt. Ohne Subjekt formulieren wir dann das Verb im Infinitiv: ... jetzt abtrocknen; ... und spülen; ... jetzt ausspucken. Solch eine Sprache wirkt nüchtern, kalt, mechanisch. Schnell kann sie auch im Befehlston daherkommen. Mit einzelnen Wörtern ist die Pflegekraft auch deutlich weniger präsent als mit ganzen Sätzen.

Eine sprachliche Alternative sind vollständige Aufforderungssätze. Sie entfalten eine angenehme Stimmung: „Frau Moll, bitte waschen Sie sich ihr Gesicht. Trocknen Sie sich jetzt mit dem feinen Flauschehandtuch ab. Ich gebe Ihnen Ihre Zahnbürste. Da ist Ihre Zahncreme drauf. Frau Moll, bitte spülen Sie Ihren Mund aus."

Wie geht es Ihnen mit dieser Version? Ich empfinde die Aufforderung als persönlich, klar und wertschätzend. Frau Moll wird sich damit sicher angesprochen fühlen. Auf die Pflegekraft wirken die vollständigen Sätze wunderbar erdend und zentrierend. Es fasziniert mich noch immer, wie offensichtlich entschleunigend diese Sprechweise ist.

Wie kommt diese Wirkung zustande? Vollständige Sätze sind geschlossene Einheiten. Sie haben einen Anfang und ein Ende und beinhalten alle Informationen, die es für ein leichtes Verstehen braucht. Das hilft sowohl der Pflegeperson als auch Frau Moll. Nach jedem Satz senkt die Pflegekraft ihre Stimme und macht eine kleine Pause, um zu atmen. Das alles nimmt ihr Druck. Sie kann nun leicht im Hier und Jetzt bei Frau Moll sein. Da die alte Dame sich angesprochen fühlt, wird sie den Anweisungen gut folgen können.

So wird die Körperpflege in einer angenehmen, persönlichen Atmosphäre in angemessener Zeit beendet sein. Auch das erleichtert das Arbeiten. Mit klaren, wertschätzenden Aufforderungen helfen Sie sich und Ihren Bewohnerinnen und Bewohnern, die Qualität der gemeinsam verbrachten Zeit zu steigern.

Sprachliche Alternativen für „Leid" und „leider"

In der Pflege und Betreuung haben wir mit viel Leid, Schmerz, Abschied, Schwere zu tun. Das prägt auch unseren Wortschatz. Dementsprechend sagen wir oft „leider" und „Leid": „Das tut mir leid." „Leider konnte ich nicht früher kommen." „Tut mir leid, das geht nicht." „Leider gibt es keine Schlagsahne mehr." „Ich muss Sie leider vertrösten." Auch wenn viele „leider" gewohnheitsmäßig dahergesagt scheinen, schwingt Schweres mit.

Leid ist wahrlich im Überfluss auf unserer Welt vorhanden. Dieses brauchen wir nicht noch zusätzlich durch unseren Sprachgebrauch zu vermehren. Nutzen Sie deshalb Alternativen.

Oft können Sie eine Situation einfach so beschreiben, wie sie ist. Anstatt „Leider konnte ich nicht früher kommen" erklären Sie: „Das Gespräch hat länger gedauert als erwartet. Darum konnte ich jetzt erst kommen." Das „Leid" kommt auch in den Zusammensetzungen „Mitleid" und „Beileid" vor. Schon lange raten Psychologen davon ab, den Bewohnern und Patienten gegenüber Mitleid auszudrücken.

Beim Mitleid leide ich mit, es fehlt die Distanz zum anderen. Und es gibt noch einen anderen Aspekt: Es ist wenig Aktivität spürbar. Hilfreich für die Person, mit der ich mitfühle, ist es vielmehr, wenn ich in der eigenen

Wahrnehmung bleibe und diese in Handeln umsetze. Also anstatt zum Beispiel zu denken – und dadurch auch so zu sprechen: „Ich habe Mitleid mit dem alten Herrn Meier! Gerade ist seine Frau gestorben", ist es für Herrn Meier hilfreicher, wenn ich sage oder denke: „Gerade ist Frau Meier gestorben. Ich kann mir gut vorstellen, dass das Herrn Meier schwer trifft. Da werde ich mir für ihn Zeit für ein längeres Gespräch reservieren."

In meiner Heimat Österreich ist es nach wie vor üblich, „mein Beileid" zu jemandem zu sagen, der gerade den Tod eines nahen Menschen erlebt hat. Im Pflegeheim habe ich es regelmäßig als Begrüßungsformel für die Angehörigen gehört, wenn sie zum gerade verstorbenen Verwandten in den Wohnbereich kamen.

Diese Szenen haben mich immer peinlich berührt. Sie wirkten auf mich steril, mechanisch, und ich hatte das Gefühl, jeder der Beteiligten will es rasch hinter sich bringen. Meine Mitarbeiterinnen sagten auch, dass sie „mein Beileid" sagten, weil es üblich sei.

Als wohltuend authentisch habe ich persönliche Begrüßungen erlebt. Sie reichten von einem herzlichen Morgengruß und der Frage, ob die Person gut hergekommen sei, über eine persönliche Aussage zum verstorbenen Menschen – „Der rasche Tod Ihrer Mama hat mich ganz betroffen gemacht. Noch gestern haben wir Karten gespielt." – bis zu einer wortlosen Umarmung einer

Angehörigen, die der Pflegekraft durch die intensive Betreuung vertraut und nahe war.

Tipp

Machen Sie sich grundsätzlich Gedanken, wie Sie Ihre Anteilnahme beim Tod eines Pflegeheimbewohners ausdrücken wollen. So haben Sie schon eine Variante im Gedächtnis, wenn Sie sie brauchen. Formulieren Sie einen vollständigen Satz.

Mit klaren Formulierungen um Hilfe bitten

Durch den bewussten Umgang mit Sprache weiß ich um die entlastende, klärende Wirkung der eindeutigen, wertschätzenden Aufforderung. Was ist stattdessen üblich? Es ist ein Gemisch aus verschiedenen Satzarten[20], gewürzt mit „könnte“ oder „würde“. Das klingt beispielsweise so: „Inge, könntest du mir bitte beim Umlagern helfen?“ oder so: „Martin, würden Sie mir nicht schnell den Medikamentenbecher für Frau Huber bringen?“ Was vordergründig wie eine Frage erscheint, ist meist in Wahrheit eine versteckte Aufforderung. Mit dem „könnte“ oder „würde“ wollen die Sprechenden höflich sein. Schauen wir uns die Sätze nochmals an: „Inge, könntest du mir bitte beim Umlagern helfen?“ Solch ein Satz entsteht oft aus der Situation heraus,

[20] Erläuterungen zu den verschiedenen Satzarten finden Sie im Kapitel „Wertschätzende Sprache als Führungsinstrument im Pflegemanagement“, S. 222ff.

dass die Pflegeperson Hilfe braucht und nicht weiß, ob die Kollegin gerade Zeit hat, ihr zu helfen. Das sind zwei Bilder, die dann zu einem unklaren Bild gerinnen.
Das Ganze löst sich auf, wenn die sprechende Person die beiden Bilder auch in zwei Sätzen formuliert: „Inge, ich brauche Hilfe beim Umlagern. Hast du Zeit, mir zu helfen?“ Mit dem ersten Satz gibt die Pflegeperson eine wesentliche Information, die es Inge erleichtert, den Sachverhalt zu verstehen. Nun folgt eine Frage, die Inge mit Ja oder Nein beantworten kann. Eine Frage ist nur dann angebracht, wenn ich auch fragen will. Das bedeutet, ich bin auch bereit, eine Absage zu hören. Ich finde Fragen angenehm. Sie gewähren Freiraum. Im Alltag ist es jedoch so, dass ich jetzt ein Anliegen habe oder Hilfe brauche. Da ist eine wertschätzende Aufforderung in Form einer Bitte sinnvoll: „Inge, ich brauche Hilfe beim Umlagern. Bitte hilf mir.“
Nun komme ich zum zweiten Beispiel: „Martin, würden Sie mir nicht schnell den Medikamentenbecher für Frau Huber bringen?“ Dieser Satz irritiert zusätzlich durch die Wörter „nicht“ und „schnell“. Mensch, denkt sich Martin vielleicht, die stresst wieder. Oder er fragt sich: „Wie? – Soll ich das etwa langsam machen?“
Das Bild der Pflegeperson könnte jedoch gewesen sein: Martin kommt gleich am Medikamentenschrank vorbei. Da könnte er mir den Medikamentenbecher bringen.

Diese Aufgabe ist ja rasch erledigt.

Klarheit im Denken bringt auch Klarheit in der Formulierung, zum Beispiel in dieser: „Martin, Sie gehen gerade zum Medikamentenschrank. Bitte bringen Sie mir bei der Gelegenheit den Medikamentenbecher von Frau Huber mit."

Bei meinen Seminaren geben mir die Teilnehmerinnen und Teilnehmer immer wieder zur Antwort, dass die klare Aufforderung zwar gut verständlich, aber schon ein wenig direkt und schroff wirke. Wertschätzend und angenehm wird der Aufforderungssatz für sie in Kombination mit den drei A (wertschätzende Kontaktaufnahme) und der Rahmeninformation, die der Bitte vorangeht. Diese Erfahrung habe ich auch gemacht. Die Rahmeninformation hilft enorm, um zu verstehen, was bei der anderen Person Thema ist. Damit ist der Boden bereitet, dass andere gerne helfen oder Aufforderungen folgen.[21]

Aufforderung – Bitte – Befehl: Grammatikalisch gesehen sind alle drei Formen Aufforderungssätze. Aufforderungssätze fordern dazu auf, aktiv zu werden. Sie sind nicht per se Forderungen. Wie fordernd oder höflich der Satz wirkt, entscheidet in erster Linie die Intention der sprechenden Person, die sich auf die Stimme und Körpersprache auswirkt.

[21] Eine Rahmeninformation zu geben, ist Teil des Lingva Eterna Kmmunikationsmodells. Lesen Sie dazu mehr auf Seite 5ff.

Alte Menschen mit Sprache anregen

Manchmal ist es zum Verzweifeln: Die Pflege- und Betreuungskräfte sausen durch die Gänge und mühen sich beständig ab, die alten Menschen aus ihrer Müdigkeit herauszubringen und zu allerhand Aktivitäten zu bewegen. Im Fachjargon sprechen wir von aktivierender bzw. reaktivierender Pflege, auch vom Erhalt bestehender Fähigkeiten. Lingva Eterna kann zu all diesen sinnvollen Konzepten einen konkreten Beitrag auf der Sprachebene leisten.

Achten Sie darauf, wie Sie bei der Arbeit sprechen und auch schreiben. Sprechen Sie viel im Aktiv oder im Passiv? Das geschulte Ohr hört in den Heimen viele Passivsätze. Bitte lesen Sie die folgenden Sätze laut. Achten Sie darauf, welche Bilder und Gefühle in Ihnen aufsteigen:

„Frau Meier wird gewaschen."

„Herr Schmidt wird mobilisiert."

„Die Bewohner werden zum Singen nach unten gebracht."

„Drüben wird gebastelt."

„Jeden Dienstag wird eine Gymnastikstunde angeboten."

!Im Café wird abends noch Karten gespielt."

Bei mir entstehen recht leb- und farblose Bilder. Ich finde es langweilig und statisch in diesem Heim. Ist es Ihnen ähnlich ergangen?

Und nun kommen die gleichen Sätze als Aktivsätze. Bitte lesen Sie auch diese laut:

„Birgit wäscht Frau Meier."

„Roland mobilisiert Herrn Schmidt.",

„Die Pflegenden bringen die Bewohner zum Singen nach unten."

„Drüben basteln Frau Jesse, Frau Bohn und Vanessa."

„Jeden Dienstag turnen die Bewohnerinnen und Bewohner mit Frau Ulla."

„Abends spielen das Ehepaar Hansen, Frau Resch und Herr Frei im Café noch Karten."

Wie geht es Ihnen mit diesen Aktivsätzen? Ich spüre hier deutliches Leben. Ich sehe Menschen – nicht nur Schatten. Ich kann mir vorstellen, dass es in diesem Heim auch fröhlich, laut und bunt ist.[22]

Aktivieren mit Adjektiven

Adjektive bezeichnen Substantive im Satz näher. Sie bereichern dadurch den Satz und helfen uns allen, kräftige, farbenfrohe innere Bilder entstehen zu lassen. Testen Sie selber: Wie empfinden Sie den Satz „Frau Sommer, ich bringe Ihnen Ihre Suppe"? Und wie erleben Sie den Satz „Frau Sommer, ich bringe Ihnen eine köstlich duftende, heiß dampfende Suppe"? Um so sprechen zu können, braucht es zwei wesentliche

[22] Weitere Ausführungen zum Thema Aktiv und Passiv finden Sie in den Kapiteln „Die Bedeutung der Sprache in der Begleitung von alten und dementen Menschen", Seite 170ff. und „Wertschätzende Sprache als Führungsinstrument im Pflegemanagement", Seite 216ff.

Voraussetzungen: Erstens Ihre eigenen Sinne, welche die Nuancen wahrnehmen, und zweitens sollte es auch stimmen, was Sie sagen. Wenn die Suppe für Sie also weder köstlich duftet noch heiß ist, dann wird sie es auch durch Ihre Adjektive nicht werden. Sie werden andere passende Wörter finden. Die Suppe könnte liebevoll angerichtet, sorgfältig zubereitet oder schön sämig sein. Mit ein wenig Üben werden Sie Ihre Sätze leicht anreichern können. Das aktiviert nicht nur die alten Menschen – es bereichert auch Ihren Wortschatz.

Apropos Wortschatz: Sie setzen Sprache anregend ein, indem Sie mit den Pflegheimbewohnern schöne, wohltuende, altmodische, lustige, wohlklingende Wörter sammeln. Dazu braucht es nicht einmal eine eigens eingerichtete Aktivierungsstunde.

Das geht nebenbei im Alltag. Immer wieder hatten wir zum Beispiel amüsante Essensrunden. Ich kam mit meiner „köstlich duftenden" Suppe, die eine Bewohnerin mit „kräftig schmeckend" beschrieb, eine andere Dame kam auf „wohlschmeckend", wieder eine andere nannte sie „wie von Mama", bis es einem Herrn zu bunt wurde und dieser maulte: „Ach was, fade ist sie – hört schon auf mit dem Getue!" Das rief allgemeines Gelächter hervor.

In mir steigt gerade das Bild einer wunderbaren Duschszene hoch: Wir hatten in unserem Pflegeheim einen

Bewohner, der früher ein begeisterter Saunagänger war (was ich anfangs nicht gewusst hatte). Als ich ihm zum ersten Mal beim Duschen half, sagte er zum Schluss: „Und jetzt kalt abbrausen." Ich war irritiert, folgte jedoch seinem Wunsch. „Nein, kälter", sagte er, „eiskalt." Also drehte ich den Hebel ganz auf „kalt". Als ich bei den Füßen anfangen wollte, um ihn an die Temperatur zu gewöhnen, stoppte er mich wieder und rief: „Nein, vom Kopf abwärts. Ich will es eiskalt und prickelnd spüren!" Von nun an war es unser beider Ritual, dass ich den Abschluss der Körperreinigung mit folgenden Worten ankündigte: „Und nun kommt der Höhepunkt des Tages – ein eiskalter, prickelnder Kopfguss!" Mir schauderte dabei immer – und er strahlte und genoss seine Dusche sichtlich.

Tipp

Sammeln Sie mit den Pflegeheimbewohnern schöne, wohltuende Begriffe, die oft schon etwas aus der Mode gekommen sind. Damit helfen Sie auch den jungen Kolleginnen und Kollegen, die nur die Super-mega-geil-Sprachwelt kennen. Allein die Wörter bewusst auszusprechen, aktiviert die alten Menschen. Damit kommen bei ihnen Bilder und Geschichten hoch, die den Alltag bereichern.

Zielorientierte und positive Botschaften geben

„Passen Sie auf, dass Sie nicht stolpern!“

„Nehmen Sie dieses Mittel – es hilft gegen Verstopfung.“

„Keine Angst, es tut nicht weh!“

Diese typischen Beispielsätze sind in der Negation formuliert. Das heißt, sie benennen, was wir nicht wollen. Negationen bilden wir hauptsächlich mit „nicht“ und „kein(e)“. Ich höre sie häufig im Alltag. Damit erschweren wir es uns, Ziele zu erreichen – wir haben ja das, was wir nicht erreichen wollen, im Blick.

Es ist daher sinnvoll und nützlich, die Sätze zielorientiert zu formulieren. Das ist jedoch anfangs mit Hürden verbunden, denn es setzt auch ein dementsprechendes Umdenken voraus. Ich habe mir immer wieder Gedanken gemacht, woran es liegt, dass wir so häufig in Negationen sprechen. Vielleicht liegt es daran, dass wir schon in der Ausbildung daraufhin geschult wurden, mögliche Gefährdungen, Defizite und sich daraus ergebende „Pflegeprobleme“ wahrzunehmen. Den Focus darauf zu legen, welche Fähigkeiten und Ressourcen alte und kranke Menschen (noch) haben, ist in der Pflegebranche zwar schon länger bekannt – im alltäglichen Sprachgebrauch ist er dennoch wenig vorhanden.

Der geschulte Blick der Fachkraft erkennt an Herrn Meiers Gangbild eine mögliche Sturzgefährdung. Deshalb rät sie ihm: „Passen Sie auf, dass Sie nicht stolpern." Mit dieser Bemerkung nimmt die Pflegerin Herrn Meier die Freude am Gehen und schwächt zudem sein Sicherheitsgefühlt. Auch weiß Herr Meier jetzt nicht, was er denn besser tun oder lassen soll. Als Alternative biete ich Ihnen den folgenden Satz: „Herr Meier, greifen Sie zum Handlauf rechts von Ihnen. So gehen Sie sicher."

Ein Mittel gegen Verstopfung nennen Sie besser ein Mittel, das einen weichen, regelmäßigen Stuhlgang fördert. Und um die Angst vor Schmerzen zu nehmen, können Sie sagen: „Seien Sie beruhigt, ich mache das behutsam."

Wenn Sie erst einmal Ihr Bewusstsein für Negationen geschärft haben, werden Sie bemerken, wie häufig diese vorkommen. Probieren Sie dann aus, ob es für Sie leichter wird, die Pflegeheimbewohner zu einem Tun zu bewegen, wenn Sie zielorientiert sprechen.

Ein meist mühsames Thema im Heim ist die ausreichende Flüssigkeitszufuhr. Sagten Sie vorher: „Frau Schwarz, bitte trinken Sie aus – da ist gar nicht mehr viel drin", so ist eine Alternative: „Frau Schwarz, bitte trinken Sie aus – da ist nur noch wenig drin." Geläufige Formulierungen sind auch „Es dauert nicht mehr lange" oder „Es ist nicht mehr weit". Daraus kann werden „Ich bin in ein paar Augenblicken fertig" und „Wir sind nah am Ziel".

Negationen sind auch im Team ein Thema. Meine Erfahrung ist, dass die Arbeit flotter von der Hand geht und ich zu guten Lösungen komme, wenn ich in meinen Sätzen benenne, was ich wahrnehme bzw. was mein Ziel ist. Nebenbei hebt dies auch die Stimmung und Motivation am Arbeitsplatz.

Ich gebe Ihnen ein paar Beispiele. Statt „Quatsch nicht rum, ich will nicht schon wieder Überstunden machen" sagen Sie besser: „Bitte hilf mir. Ich will gern pünktlich aus dem Dienst gehen." Statt zu urteilen: „Die Idee meiner Kollegin ist nicht schlecht", erklären Sie lieber: „Die Idee meiner Kollegin ist gut."[23]

Klare Handlungsanweisungen in ganzen Sätzen

Viele Sätze, die wir Pflegenden sagen, sind Handlungsanweisungen im Sinne der Hilfe zur Selbsthilfe. Oft reicht eine klar und wertschätzend formulierte Aufforderung, um einen alten Menschen anzuregen, selbst tätig zu werden.

Bei den Aufforderungen bewegen wir uns auf sensiblem Gebiet. Rasch ist es passiert, dass wir professionellen Pflegekräfte über die Menschen bestimmen, welche auf unsere Hilfe angewiesen sind. Deshalb finde ich es besonders wichtig, mit den Pflegeheimbewohnern wertschätzend und achtsam zu sprechen. Damit eine

[23] Weitere Beispiele, wie Sie aus Negationen positiv formulierte Sätze bilden können, finden Sie in den Kapiteln „Die Kraft der Sprache im Krankenhausalltag", S. 64ff. und „Wertschätzende Sprache als Führungsinstrument im Pflegemanagement", S. 246ff.

Anweisung diesen Kriterien entspricht, braucht es auf der sprachlichen Ebene:

1. die wertschätzende Kontaktaufnahme,
2. eine angemessene Rahmeninformation,
3. einen vollständigen Satz.

Im Tagesablauf gibt es dazu viele Situationen, beispielsweise das Aufstehen, die Körperpflege, die Mahlzeiten, Aktivierungsrunden, usw. In der Praxis kann das folgendermaßen aussehen: Die Pflegekraft hat den Auftrag, Frau Sommer beim Aufstehen zu helfen. Sie tritt an deren Bett und sagt: „Guten Morgen, Frau Sommer" – Pause – Blickkontakt (= wertschätzende Kontaktaufnahme). „Es ist jetzt 8 Uhr. Um diese Zeit stehen Sie immer auf." (Rahmeninformation in Form zweier vollständiger Bogensätze) „Darf ich Ihnen beim Aufstehen helfen?" (Frau Sommer nickt) „Bitte drehen Sie sich zu mir her. Ich helfe Ihnen, die Bettdecke wegzulegen. Setzen Sie sich jetzt auf. Frau Sommer, schauen Sie, da sind Ihre Hausschuhe. Bitte stehen Sie jetzt auf."

Häufig habe ich erlebt, dass die helfende Person zu viel und zu schnell gesprochen hat. Sie hat den alten Menschen mit Wörtern überschüttet und schnell gearbeitet. Das führt bei alten oder kranken Menschen zu Überforderung und ruft Widerstand hervor. Ideal ist es, mit vollständigen Sätzen die bevorstehende Aktivität

zu erklären. Zwischen den Sätzen kann sich die hilfsbedürftige Person auf ihr Tun konzentrieren.
Ich habe auch immer wieder beobachtet, dass die Pflegenden in der Wir-Form sprachen: „So, jetzt essen wir noch ein bisschen", oder: „Wir stehen jetzt auf". Die Wir-Form ist in diesen Beispielen bevormundend und überschreitet Grenzen. Sie ist auch unpassend, da die Pflegekraft ausschließlich anleitet und nicht auch dasselbe tut wie die zu Pflegenden.
Eine Freundin erzählte mir dazu eine passende Geschichte. Sie sollte einen alten Herrn dazu bewegen, schlafen zu gehen. Also sagte sie unbedacht: „Gehen wir ins Bett." Daraufhin bekam sie als Antwort: „Oh, gerne, das ist ein tolles Angebot!" Diese Form der Aktivierung hatte sie nicht beabsichtigt.
Klare, wertschätzende Anweisungen in Form vollständiger Sätze tragen dazu bei, Missverständnisse zu vermeiden und die Heimbewohner zum Mitmachen zu bewegen.

Ich statt man

Immer wieder höre ich, dass Pflegende – insbesondere Frauen – klagen, dass die Gesellschaft sie nicht oder zu wenig wahrnimmt. Seit ich mich erinnern kann, war dieses Thema auch ein Anliegen pflegerischer Berufspolitik. Doch nicht nur gesellschaftspolitisch gesehen ist die Unsichtbarkeit relevant. Auch in der täglichen Arbeit beklagen sich Pflegekräfte, dass man ihnen zu wenig Gehör schenkt. Mit der Kraft bewusster Sprache können Pflegende auch hier einiges bewirken, denn mit Sprache zeigen oder verstecken sich Menschen. Gerade der Bereich der Altenpflege hat es wahrlich verdient, sichtbar zu sein.

Viele Pflegekräfte sprechen in Angelegenheiten, die sie persönlich betreffen, nicht von „ich", sondern sagen „man":

„Da macht man laufend die schwere Arbeit und keiner dankt es einem."

„Man bekommt einige Kilometer zusammen, wenn man so durch die Gänge läuft."

„Abends nach dem langen Schichtdienst hat man zu nichts mehr Lust."

Die sprechende Person, die da wesentliche Aussagen macht, ist völlig unsichtbar. So braucht Sie sich auch nicht zu wundern, dass sie wenig Anteilnahme erfährt. Deshalb lautet mein schlichter Appell an Sie: Sagen Sie laut und deutlich „ich", wenn Sie von sich sprechen. Ich garantiere Ihnen, dass Ihnen das gut tun wird!

Wunderbar ist auch der Effekt, den diese selbstbewusste Ausdrucksweise auf die Körperhaltung und Ausstrahlung der sprechenden Person hat: Sie richtet sich auf, hat mehr Spannkraft und ist deutlich präsenter, als wenn sie von sich in einem „Man-Satz“ spricht. Probieren Sie es aus.[24]

Im Aktiv sprechen

Wenn die schwer arbeitenden Menschen sprachlich unsichtbar sind, kann niemand sie loben oder ihnen Dank sagen. Sie werden durch die Verwendung von Passivsätzen unsichtbar. Benennen Sie denjenigen, der etwas tut. So formulieren Sie Passivsätze neu:

„Die Betten wurden frisch bezogen.“

→ „Katrin hat die Betten frisch bezogen.“

„Der Arzt wurde angerufen.“

→ „Monika hat Dr. Kurz angerufen.“

„Frau Vogel wird gebadet.“

→ „Sonja badet Frau Vogel.“

„Das Geschirr ist eingeräumt worden.“

→ „Ich habe das Geschirr eingeräumt.“

Tipp

Wenn Sie öfter das Gefühl haben, dass Sie nicht gehört werden (Passivsatz!), achten Sie bitte bewusst darauf, vollständige Aktivsätze zu bilden. Sagen Sie z.B. anstatt der Antwort „Ja, ist erledigt“, „Ja, das habe ich gemacht“.

[24] Lesen Sie zum Thema „man oder ich“ mehr im Kapitel „Wertschätzende Sprache als Führungsinstrument im Pflegemanagement“, S. 203ff.

Klare und wertschätzende Sprache bei kognitiven Einschränkungen

In Pflegeheimen macht der Großteil der Bewohnerinnen und Bewohner eine demenzielle Entwicklung durch oder hat kognitive Einschränkungen durch beispielsweise neurologische Erkrankungen wie Insult oder die Parkinsonkrankheit.

Vielleicht haben Sie sich schon gefragt, ob Sie meine Anregungen auch bei diesen Personengruppen anwenden können. Aus eigener Erfahrung weiß ich: Ja – und ob! Gerade wenn das Gehirn Mühe hat, komplexe Aufgaben durchzuführen, bewährt es sich, das Lingva Eterna Kommunikationskonzept zu nutzen. Es entfaltet in Kombination mit anderen in der Altenpflege bewährten Konzepten seine segensreiche Kraft. In fortgeschrittenen Stadien der Demenz tritt die Sprache zwar in den Hintergrund. Umso wichtiger ist jedoch dann das wenige, das Sie mit den Menschen sprechen.[25]

Dazu ein Praxisbeispiel: Ein alter Herr, an Demenz erkrankt, wurde nach dem Essen häufig unruhig. Er wollte dann zum Bahnhof, um zur Arbeit zu fahren. Durch Biografiearbeit erfuhren wir, dass er jahrzehntelang mit dem Zug zur Arbeit gefahren war. Eine aufmerksam beobachtende Kollegin fand heraus, dass die Unruhe besonders groß war, wenn er viel auf einmal gegessen hatte – er hatte aufgrund einer Vorerkrankung

[25] Zu diesem Thema lesen Sie Ausführliches im Kapitel „Die Bedeutung der Sprache in der Begleitung von alten und dementen Menschen", ab Seite 125.

einen empfindlichen Magen und häufig Magenschmerzen – oder wenn er eine Toilette brauchte. Um seine Bedürfnisse adäquat erfüllen zu können, halfen mir die wertschätzende Kontaktaufnahme und kurze Bogensätze, sowie Validationstechniken nach Naomi Feil.[26]

Das klang dann beispielsweise so: „Herr Schmidt" – Pause – Blickkontakt (Ich hatte mich zu ihm an den Tisch gesetzt.) – „Der Teller ist fast leer. Ist es genug?" (Herr Schmidt signalisierte, er müsse aufessen.) „Die Kartoffeln dürfen liegen bleiben. Tut es da weh?" Ich berührte ihn sanft in der Magengegend. Wenn er meine Frage bejahte und er sich auch in der Magengegend berührte, spiegelte ich sein Verhalten. Dann brachte ich ihm seine Bedarfsmedikamente.

Bewusste Sprache in der ambulanten Pflege

Die häusliche Pflege kenne ich aus zwei Perspektiven: aus der beruflichen Perspektive und aus persönlicher Erfahrung. Zusammen mit meinem Vater und meiner Schwester pflegte ich unsere Großmutter im Elternhaus. Die häusliche Pflege durch Pflegefachkräfte oder einen ambulanten Dienst hat ein paar interessante Spezifika: Die Pflegenden haben laufend wechselnde Arbeitsorte – sie fahren von einem Wohnort zum anderen. Dadurch,

[26] Feil, Naomi: Validation. Ein Weg zum Verständnis verwirrter alter Menschen. München, 11. Auflage 2017

dass sie ihre Patientinnen und Patienten in deren Privatsphäre pflegen, sehen und erfahren sie vieles ganz nebenbei. Von allen drei genannten Arbeitsbereichen ist die häusliche Pflege derjenige, bei dem die Angehörigen die größte Rolle spielen.

Für dieses Berufsfeld betrachte ich folgende sprachliche Aspekte: mit bewusster Sprache entschleunigen, mit bewusster Sprache klar und verbindlich kommunizieren, pflegende Angehörige begleiten, den „Pflegejargon" wahrnehmen und modifizieren.

Mit bewusster Wortwahl entschleunigen

Auch in der ambulanten Pflege habe ich viel Zeitdruck und Hetze erlebt. Die Touren der einzelnen Pflegekräfte sind straff organisiert, sowohl Arbeitgeber als auch Patienten und Angehörige sind auf das Einhalten der Termine bedacht. Das bringt die Pflegenden stark unter Druck. Dementsprechend häufig sind auch in der ambulanten Pflege die Wörter „müssen" und „schnell" zu hören. Auf diese beiden Druckmacher bin ich schon näher eingegangen. Ich empfehle auch allen Pflegenden im ambulanten Bereich auf diese Wörter zu achten und dafür sprachliche Alternativen zu nutzen.

Ich bringe Ihnen einige Beispiele, die ich gleich umformuliere. Lesen Sie die Sätze laut und prüfen Sie, wie die Sätze auf Sie wirken:

„Ich muss noch schnell ins Lager gehen." oder „Ich werde ins Lager gehen."
„Ich muss schnell weiter." oder „Ich werde in wenigen Minuten weiterfahren."
„Du musst noch zum Tanken fahren." oder „Bitte tanke das Auto auf."
„Sarah muss noch schnell die Bestellung wegschicken." oder „Sarah ist gerade dabei, die Bestellung wegzuschicken."

Vielfach im Sprachgebrauch ist in solch angespannten Situationen auch das Wort „Stress" in allerhand Abwandlungen – stressen, gestresst, stressig, Stress. Möglicherweise hat Ihnen das Lesen des Satzes schon gereicht, um sich hektisch zu fühlen. Vielleicht sind in Ihnen auch Bilder von betriebsamen Arbeitssituationen hochgekommen.
Ein wirksames Mittel zur Entschleunigung ist Ihre bewusste Wortwahl. Finden Sie andere Formulierungen für „müssen", „schnell", „Stress" und andere Wörter, die Druck erzeugen, um den Sachverhalt darzustellen. Den Effekt können Sie zusätzlich noch verstärken, indem Sie die zentrierende Kraft der Bogensätze nutzen.
Ich hatte mich schon einige Jahre mit Lingva Eterna befasst und meinte, dass ich „müssen" und „schnell" sicher schon lange hinter mir gelassen hätte. Dann

nahm ich eine neue Arbeitsstelle an. Ich hatte viele Aufgaben zu erledigen und machte mir selber den Druck, möglichst rasch eingearbeitet zu sein. Zu meinem Erstaunen hörte ich mich auf einmal wieder „ich muss" und „schnell" sagen. Das hohe Arbeitstempo, die vielen Aufgaben, die quasi gleichzeitig nach Erledigung riefen, und mein persönlicher Anspruch an meine Arbeit hatten offensichtlich dieses Sprachmuster wieder aktiviert. Es spiegelte meine Situation. Seit mir das klar ist, nutze ich diese Erkenntnis.

Häufig sind wir im Alltag ja so in unsere Arbeit oder in andere Aktivitäten und Erledigungen vertieft, dass uns erst nach geraumer Weile bewusst wird, was gerade geschieht und wie es uns damit geht. Wenn ich mich „ich muss" sagen höre – was durchaus etwas dauern kann – dann, ist das für mich mein rotes Warnlämpchen. Es bringt mir ins Bewusstsein, dass ich Druck und Hektik erlebe.

Das ist der entscheidende erste Schritt, um etwas daran ändern zu können. Inzwischen bin ich meinem Warnlämpchen dankbar. Ich denke dann: Aha, ich habe gerade „ich muss schnell" gesagt – es war mir noch gar nicht bewusst, wie stark mich diese Situation fordert.

Diesen Nutzen wünsche ich Ihnen auch. Anstatt sich zu ärgern – „Mist, jetzt habe ich schon wieder müssen gesagt!" –, freuen Sie sich, dass Sie sich sprechen hören.

Ihre Sprache lässt Sie erkennen, wie es Ihnen geht – und Ihre Sprache hilft Ihnen dann, kreative Lösungen zu finden.

Handlungsbegleitendes Sprechen

Stellen Sie sich vor, Sie sind gerade dabei, Ihre Dienststelle zu verlassen, um zu Ihrem ersten Patienten zu fahren. Nun hören Sie, dass die Assistentin eines Hausarztes um dringenden Rückruf bittet. Also legen Sie Ihre Sachen ab und rufen an. Durch das Gespräch wird Ihnen klar, dass Sie umdisponieren werden: Erst werden Sie eine weitere Patientenakte holen und dann zusätzlich benötigtes Material aus dem Lager einpacken. Dadurch verspätet sich Ihre Abfahrt und Sie werden nervös.

Nun biete ich Ihnen das sogenannte handlungsbegleitende Sprechen oder Denken an. Wirkungsvoller ist das Sprechen, doch alleine das Denken hilft schon. Sie kommentieren in vollständigen Bogensätzen, was Sie Schritt für Schritt tun: „Ich mache jetzt eins nach dem anderen. Ich gehe zu den Patientenakten. Ich nehme die Unterlagen von Frau Rosa Schmitzer heraus. Ich lege sie in meine Tasche. Ich hole den Lagerschlüssel. Ich öffne die Tür. Ich nehme eine Packung sterile Tupfer. Ich stecke sie zu den anderen Sachen." Und so weiter.

Was Ihnen beim Lesen vielleicht komisch vorkommt, bewährt sich im konkreten Tun: Durch das Absenken

Ihrer Stimme am Ende des Satzes und durch die kurzen, vollständigen Sätze werden Sie ruhig und klar. Sie bündeln Ihre Kräfte. Dadurch können Sie zügig arbeiten und schonen Ihre Nerven.
Ich finde diese Übung kostbar! Sie hilft in jeder Situation. Zum Beispiel auch, wenn Sie durch die unvorhergesehenen Aufgaben später als geplant nach Hause kommen. Sie wollen vielleicht dennoch den Kindern zeitgerecht ein Mittagessen auftischen. Dann können Sie die einzelnen Arbeitsschritte von Gemüse schnippeln über Fleisch anbraten in der gleichen Weise kommentieren.

Tipp

Das handlungsbegleitende Sprechen eignet sich hervorragend, um achtsam mit sich selbst umzugehen. Nutzen Sie es auf Ihren Fahrten zwischen den Hausbesuchen, um ins Hier und Jetzt zu kommen. Sagen Sie, was Sie tun, was Sie sehen oder was Sie hören.

Rahmeninformationen erleichtern Ihre Zeitplanung

Das knappe Zeitbudget pro Hausbesuch stellt für viele Mitarbeiterinnen und Mitarbeiter in der ambulanten Pflege eine große Herausforderung dar. Sie wollen nicht wie Maschinen Pflegetätigkeiten „herunterspulen“.

Gleichzeitig ist für längere Gespräche keine Zeit vorgesehen. Was also tun? Ich biete Ihnen eine erweiterte Sichtweise auf die Zeit an. Zeit hat zwei Dimensionen: die Quantität (an der wir meist nichts ändern können) und die Qualität. Bei der Zeitqualität können wir mit bewusster Sprache eine spürbare Verbesserung erreichen. Einen Aspekt haben Sie gerade beim Thema Entschleunigung kennengelernt. Ein weiterer Aspekt betrifft die Rahmeninformationen.

Jeder in der ambulanten Pflege Tätige kennt Gespräche zwischen Tür und Angel. Damit bezeichne ich Gespräche, die Patienten und auch pflegende Angehörige beginnen, wenn die Pflegekraft dabei ist, den Hausbesuch zu beenden. Die Pflegekraft zieht sich ihre Jacke an oder gibt sogar schon die Hand zur Verabschiedung, da kommt ein neues Thema aufs Tapet. Zum Beispiel: „Ach, sagen Sie, haben Sie noch eine Idee, was ich gegen das lästige Kribbeln in meinen Beinen machen kann?" Oder die Ehefrau begleitet die Pflegekraft noch das Treppenhaus hinunter und berichtet dabei von ihren argen Knieschmerzen. Das setzt die Pflegekraft unter Druck. Die kalkulierte Zeit ist verbraucht und sie kommt in Verlegenheit, das Gespräch abzubrechen und die Frau zu vertrösten.

Gute Erfahrungen habe ich damit gemacht, schon den Anfang des Hausbesuches bewusst zu gestalten. Hier

rufe ich Ihnen die Schritte des Kommunikationsprozesses in Erinnerung. Er beginnt mit einer klaren Intention. Sie haben zum Beispiel 20 Minuten für den Hausbesuch zur Verfügung und wollen ihn pünktlich beginnen und beenden. Durch Rahmeninformationen zu Beginn des Besuches ist der Weg zu einem guten Abschied gelegt.
Sehen Sie sich zwei Begrüßungsvarianten an. Beide Male ist die vorgegebene Zeit gleich lang. Bitte hören Sie die Varianten aus der Sicht der Patientin:

Variante 1:

„Guten Tag, Frau Kling, alles okay bei Ihnen? So, dann fangen wir mal an. Heute sind wieder Blutdruckkontrolle und Blutzuckermessung dran."

Variante 2:

„Hallo, Frau Kling. Ich wünsche Ihnen einen guten Tag. Heute werde ich bis 10^{30} Uhr bei Ihnen sein. Erst kontrolliere ich Ihren Blutdruck. Dann messe ich Ihnen den Blutzucker."

Mit Variante 2 gibt die Pflegekraft der Patientin das Gefühl, sie habe mehr Zeit für sie. Die Patientin erlebt dadurch mehr Halt und Orientierung als bei Variante 1. Diese Wirkung ergibt sich aus der wertschätzenden Kontaktaufnahme, der Angabe, bis wann die Pflegekraft bei der Patientin sein wird, und aus den kurzen, vollständigen Bogensätzen.

Variante 2 lässt auch für die Pflegekraft eine Zeitqualität entstehen, die ihr vermittelt, sie habe ausreichend Zeit. Zudem hilft sie ihr, sich zu strukturieren und auf die Zeit zu achten. Damit sind gute Bedingungen geschaffen, um den Hausbesuch pünktlich beenden zu können.

Als Nächstes steht das Ende des Hausbesuches bevor. Wieder hilft eine Rahmeninformation: „Liebe Frau Kling, ich schaue jetzt nach der Zeit. Aha, wir haben noch fünf Minuten, bevor ich gehen werde. Brauchen Sie noch etwas von mir?“ Frau Kling verneint. „Gut, Frau Kling, dann gehe ich jetzt. So kann ich meinen nächsten Termin gut einhalten. Ich wünsche Ihnen noch einen guten Tag! Auf Wiedersehen, Frau Kling!“

Dieses Beispiel ist eines, das einfach ist. Alle Voraussetzungen sind gegeben, dass der Hausbesuch zeitlich passend und in klarer, wertschätzender Atmosphäre ablaufen wird. Der Alltag sieht oft anders aus. Mein Argument, auch in einfachen Situationen auf Intention und Rahmen zu achten, ist ein zweifaches: Erstens eignen sich einfache Situationen gut, um neue Sprachmuster zu lernen. Sie werden dadurch auch rasch Erfolgserlebnisse haben.

Für mein zweites Argument lasse ich eine ehemalige Kollegin sprechen. Sie berichtete begeistert: „Seit ich mir im Vorhinein klarmache, was ich will, und ich darauf achte, genügend Rahmeninformationen zu geben, passiert es mir kaum noch, dass ich an der Türschwelle ‚kleben' bleibe."

Das Pronomen „wir" richtig einsetzen

Mit dem Pronomen „wir" gibt es ebenso einiges zu entdecken – einen Aspekt habe ich bereits im Abschnitt „Klare Handlungsanweisungen in ganzen Sätzen" betrachtet. Die Grammatik sieht vor, das „wir" immer dann zu nutzen, wenn es um mehrere Personen geht und die sprechende Person miteingeschlossen ist – zum Beispiel: „Bei der letzten Teamsitzung haben wir neue Dienstzeiten beschlossen." „Wir arbeiten eng mit den behandelnden Hausärzten zusammen."

Was hat es mit den folgenden Sätzen auf sich? „Wir sollten wieder mal das Lager aufräumen. Da ist ja kein Durchkommen mehr." Ich habe leise Zweifel, ob sich die sprechende Person mit einschließt. Eher meint sie wohl: „Mich stört das chaotische Lager. Räumt es auf."

„Wir nehmen jetzt die Tabletten!", sagt die Pflegekraft zum Patienten. Wir? Sie gibt ihm die Tabletten in die Hand und er soll sie schlucken. Hier sind Aussagesatz und „wir" fehl am Platz. Dieses „wir" wirkt fordernd und grenzüberschreitend. Sinnvoll und wertschätzend ist stattdessen eine klare Aufforderung: „Bitte nehmen Sie jetzt Ihre Tabletten ein."

„Wir haben gut getrunken“, berichtet die Mutter nach dem ersten geglückten Stillen. „Wir können schon lesen“, erzählt eine andere stolze Mutter von ihrem Kind. „Wir haben die Gedächtnisübung gut gelöst“, kommentiert die frohe Ehefrau die Leistungen ihres 80-jährigen Mannes. In all diesen Beispielen passt das „wir“ ebenfalls nicht. Es wirkt bevormundend und vor allem schmälert es die Leistung dessen, der sie wirklich erbracht hat.
Sicher haben Sie im Beruf oder auch privat solche Sätze gehört. Was tun? Wertschätzung und Klarheit sind von zentraler Bedeutung. Wenn eine Kollegin sagt: „Wir sollten ...“, dann finde ich eine Klärung gut, um Ergebnisse zu erzielen. Dies kann so klingen: „Ja, Silke, du findest, dass unser Lager wieder mal aufgeräumt gehört. Ich finde das auch. Dann lass uns einen Termin finden, der uns beiden passt.“ Eine Klärung wie „Was meinen Sie mit ‚wir‘? - Das passt doch gar nicht“ kann schnell belehrend wirken und ist ebenfalls grenzüberschreitend. Damit ist nichts erreicht. Stattdessen empfehle ich Ihnen, den Wir-Satz laut zu „übersetzen“:
„Oh, David hat gut getrunken! Das freut mich.“
„Ah, Emely kann schon lesen. Das wird Sie stolz machen, Frau Schmitz.“
„Aha, Ihr Mann hat die Gedächtnisübung gut gelöst, Frau Corn. Da werden Sie ihm sicher gratuliert haben.“

Pflegende Angehörige mit wertschätzender Sprache begleiten

Ohne das Engagement pflegender Angehöriger kommen die professionellen Dienste rasch an ihre Grenzen. Im Gegensatz zu den ambulanten Pflegekräften sind die Angehörigen für die hilfsbedürftige Person rund um die Uhr präsent und ansprechbar. Deshalb ist es ein wesentlicher Teil der Arbeit, Angehörige gut und achtsam zu begleiten. Dies geschieht mittels Gesprächen und bewusstem Hinhören. Egal, ob es sich um die Schulung in Pflegetechniken, um Erklärungen zu Krankheitsbildern oder um Informationen zu Entlastungsangeboten handelt, es geht darum, eine klare, verständliche Sprache zu wählen – begleitet mit viel Wertschätzung. Deshalb gilt auch hier: Achten Sie auf die wertschätzende Kontaktaufnahme, auf eine Botschaft pro Satz sowie auf kurze, vollständige Sätze.

Dank und Anerkennung sind auch für Angehörige ein großes Thema. Wenngleich viele Angehörige sagen: „Das ist doch selbstverständlich, dass ich pflege“, tun ihnen anerkennende Worte gut. Wenn wir professionellen Pflegekräfte dies in ganzen Sätzen tun, wirkt dies besonders gut.

Bitte stellen Sie sich vor, Sie betreuen Ihre Mutter schon viele Monate lang und dies nimmt etliche Stunden des Tages in Anspruch. Prüfen Sie die unterschiedlichen

Varianten, die eine Pflegekraft am Ende des Hausbesuches zu Ihnen sagen könnte:
„Weiter so, bis nächste Woche!“
„Alle Achtung, wie Sie das schaffen!“
„Frau Müller, Sie leisten viel. Ich finde, Sie machen das prima!“

Mit ganzen Sätzen ist nicht nur die Pflegekraft deutlich präsent, auch die Person, welche die Pflege zu Hause leistet, ist gut sichtbar.
Ich komme nochmals auf die Gespräche zwischen Tür und Angel zu sprechen. Diese haben als Ursache oft das Bedürfnis Angehöriger nach Aussprache. So empfand ich die Begleitung zur Tür beim Abschied, wenn zum Beispiel die Gattin eines Patienten ein Thema unter vier Augen besprechen wollte. Was blieb ihr denn anderes übrig, als den Raum zu verlassen, in dem ihr Mann war. Gleichzeitig haftet an solchen Gesprächen der Geruch von Verschwörung und sich verbünden gegen jemand anderen.
Im Sinne der schon angesprochenen Klarheit und Wertschätzung aller Beteiligten können wir Pflegefachkräfte präventiv handeln. Wann immer sich die Gelegenheit ergab, machte ich daher vor Betreuern und Betreuten gemeinsam Belastungen, Befürchtungen, Sorgen – genauso wie Dank und Anerkennung – zum Thema.

Ich nehme noch einmal Bezug auf die oben thematisierten Zeitressourcen der Pflegefachkräfte. Nehmen wir an, die pflegende Angehörige hat immer noch ein Redebedürfnis und begleitet die Pflegekraft daher an die Eingangstür. Diese will den Hausbesuch pünktlich beenden. Es kommt also wieder der Rahmen ins Spiel: „Frau Müller, ich sehe, dass Sie die Situation stark belastet. Gleichzeitig ist die vereinbarte Zeit für den Hausbesuch ausgeschöpft. Ich biete Ihnen an, mich zu unserer Sprechstunde heute Nachmittag anzurufen. Da können wir mögliche Lösungen besprechen." Frau Müller ist einverstanden. Die Pflegkraft verabschiedet sich: „Gut, dann werden wir uns also am Nachmittag hören. Auf Wiedersehen, Frau Müller."

Tipp

Bereiten Sie sich auf die Beendigung von Gesprächen vor. Schreiben Sie sich auf, was Sie sagen wollen, und üben Sie das. Ihre eigene Klarheit hilft Ihnen, wertschätzend Grenzen zu setzen. Damit helfen Sie auch Ihrem Gesprächspartner.

Fachsprache verständlich formulieren

Nun komme ich auf unseren Fachjargon zu sprechen – ein Thema, das alle Bereiche der Kranken- und Altenpflege betrifft. Einheitliche, sachliche Bezeichnungen in der Pflege sind wichtiger Ausdruck unserer Professionalität. In der Kommunikation mit unseren Patienten, Klienten und Heimbewohnern – auch mit deren Angehörigen – jedoch sind sie fehl am Platz.

Ich erlebe Pflegekräfte dann als Profis, wenn sie ihr Vokabular ihrem jeweiligen Gesprächspartner entsprechend einsetzen. Das setzt voraus, dass sich Pflegekräfte bewusst sind, welche Begriffe für Laien seltsam, unverständlich oder zumindest wenig einladend sind.

Stellen Sie sich vor, Sie sind schwach und müde und liegen im Bett. Welche Bilder kommen Ihnen, wenn die Pflegekraft kommt und sagt: „Frau Meier, es ist wieder Zeit, Sie umzulagern." Und was fühlen Sie, wenn Sie hören: „Frau Meier, ich werde Sie jetzt sanft auf die linke Seite drehen." Ich nehme an, Sie haben dort klare Bilder, wo Sie hören, was die Pflegekraft konkret tun wird. Bei dieser Variante werden Sie wohl auch lieber mitmachen als bei der anderen.

Der Verbandwechsel ist für mich ein weiteres gutes Beispiel. Unter Kollegen heißt es nur noch: „Ich mache den VW". Die Tätigkeit wird immer abstrakter, der Mensch, um den es geht, verschwindet immer mehr.

Die Person, welche die Wunde hat, wird Ihnen dankbar sein, wenn sie von Ihnen hört: „Herr König, ich pflege jetzt Ihre Wunde."
Zu Wunden und Nähten erzähle ich Ihnen noch eine aktuelle Geschichte. Als Mitarbeiterin einer Wochenstation betreue ich viele Frauen nach dem Kaiserschnitt. Als ich einer recht jungen Frau nach dem Entfernen des Verbandes sagte: „Ihre Naht sieht schön aus", verzog sie das Gesicht. So machte sie mir bewusst, welchen Unsinn ich gerade gesagt hatte. Sie fand die Tattoos auf ihrem Bauch schön, doch sicher nicht diese frische Naht. Seither sage ich stattdessen: „Bei Ihrer Naht ist alles in Ordnung. Die Wunde heilt gut."

Schlussgedanke: Auch auf die Haltung kommt es an

Je länger ich mich mit Lingva Eterna befasse, desto weniger wichtig sind mir die psychologischen Aspekte der Kommunikation. Ich habe nämlich oft erlebt, wie einfach selbst schwierige Gespräche werden, wenn ich auf meine Klarheit, Präsenz und ehrliche Wertschätzung achte.
Und je heikler oder wichtiger die Situation ist, umso mehr achte ich darauf, nur wenige, einfache Sätze zu sprechen. Dadurch bündle ich meine Kraft und erreiche damit gut mein Ziel.

In meinem Beitrag habe ich mich auf die Kraft der Sprache konzentriert. Selbstverständlich gehört zu einer gut gelingenden Kommunikation noch mehr dazu. An erster Stelle nenne ich da die innere Haltung, die Werte, von denen wir uns leiten lassen. Diese wiederum beeinflussen unser Denken und unsere Emotionen – und umgekehrt. Ein weiterer wichtiger Faktor ist die Körpersprache. Wir sind ganz in unserer Kraft und damit auch authentisch, wenn Denken, Fühlen und Sprechen übereinstimmen.

Wir lernen es in der Ausbildung und hören es in diversen Fortbildungen: Es ist wichtig, die Pflegedokumentation wertfrei zu formulieren. Wie sieht es in den Gesprächen mit Patienten, Heimbewohnern und deren Angehörigen aus, bei Dienstübergaben, bei Besprechungen mit Kollegen? Da kommen die kritische Ehefrau, der lästige Sohn, die nervende Schwiegertochter vor, genauso wie die fordernde Patientin oder der schwierige Kollege.

Seit ich mir der Kraft unserer Sprache und auch unserer Gedanken bewusst bin, übe ich mich darin, Be- und Abwertungen sowie Verallgemeinerungen hinter mir zu lassen. Dann merke ich, wie heilsam das ist. Ich mag es ja auch nicht, wenn mir ein Etikett umgehängt wird.

Wir Pflegekräfte sind geschult und geübt im Beobachten. So helfen im Alltag Formulierungen, die wir auf Grund von Wahrnehmungen herleiten können.

Wenn jemand „kritisch“ ist, dann hinterfragt die Person vielleicht vieles; wenn die Patientin „lästig“ ist, dann beobachten Sie vielleicht, dass sie häufig klingelt; wenn ein Patient „schwierig“ ist, dann merken Sie, dass Sie gute Argumente brauchen, damit er mitmacht. Sätze, die neue Bilder in Ihrem Kopf entstehen lassen, sind zum Beispiel:
„Frau Grant braucht unsere volle Aufmerksamkeit.“
„Herr Emsig ist heute meine sportliche Herausforderung.“

Weiter finde ich es äußerst hilfreich, die fünf Schritte des Kommunikationsprozesses zu beachten.
Die Intention: Welche Art von Gespräch steht an? Was will ich bewirken/tun? Beispielsweise Halt geben? Sicherheit und Orientierung schenken? Achtsam hinhören? Jemanden anleiten? Will ich Fragen stellen? Habe ich eine Bitte?
Die wertschätzende Kontaktaufnahme ist für mich der Schlüssel für den gelingenden Beginn eines Austausches.
Der Rahmen: Ich finde es spannend zu beobachten, wie leicht eine Missstimmung entsteht oder die Bereitschaft sinkt, zu helfen, wenn Informationen fehlen. Umgekehrt folgen Menschen leicht und gerne, wenn sie das rechte Maß an Informationen in den ersten Sätzen erhalten, die die sprechende Person sagt.

Den Diskurs, also das Gespräch, sind wir gewohnt. Befriedigend und angenehm ist er, wenn er für beide Gesprächspartner stimmig ist. Das gilt auch für den Schluss – wenn beide Personen wissen, dass der Kontakt nun beendet ist.

Liebe Kolleginnen und Kollegen, damit Sie meine sprachlichen Anregungen inspirieren, habe ich Beispiele aus den drei Arbeitsbereichen gewählt, die ich kenne. Sie werden in Ihrer beruflichen Situation sicher Entsprechungen finden! Genauso interessant ist es, die bewusste Sprache im Privaten zu nutzen. Ich wünsche Ihnen viel Freude dabei!

Friederike Leuthe

Die Bedeutung der Sprache in der Begleitung von alten und an Demenz erkrankten Menschen

Mit 18 Jahren absolvierte ich in den Osterferien ein Praktikum in einem Altenheim. Diese Erfahrung machte mich neugierig auf Menschen am Ende ihres Lebens. Sie wurde so zur Schlüsselerfahrung. Seit 20 Jahren arbeite ich in der Altenpflege. Zunächst war ich als Altenpflegerin mit der ambulanten Pflege in privaten Haushalten unterwegs. Dann wechselte ich in die stationäre Pflege und übernahm immer mehr Verantwortung, indem ich in Leitungsaufgaben hineinwuchs. Vor 18 Jahren lernte ich das Sprach- und Kommunikationskonzept Lingva Eterna kennen.

Ich spürte schnell, dass diese Art und Weise, mit Menschen zu sprechen, meine Haltung zu mir selbst und anderen verändern und mir vieles in meinem Alltag und im Kontakt zu anderen Menschen erleichtern wird. Parallel zu einem Pflegemanagement-Studium machte ich die Ausbildung zur Dozentin für Lingva Eterna. In meiner Diplomarbeit befasste ich mich damit, wie wir guten Kontakt zu Menschen mit Demenz aufnehmen und halten können. Heute leite ich ein Haus für Senioren. Wir pflegen alte Menschen und helfen ihnen, ihren Alltag zu meistern. So ist es nun ein Teil meines Lebens, diese Menschen auf dem Weg zum Ende ihres Lebens zu begleiten und dafür aus meiner Leitungsaufgabe heraus die Strukturen mitzugestalten.

Veränderte Sinneswahrnehmungen alter Menschen

Natürlich gibt es viele geistig fitte, rüstige, intellektuell präsente Senioren um die 100 Jahre. Zum Glück gibt es sie! Grundsätzlich kann alles, was ich im Folgenden beschreiben werde, ebenso für gesunde alt werdende Menschen zu einem gelingenden Kontakt beitragen. Denn nicht alle alten Menschen werden dement.

Ältere oder alte Menschen mit körperlichen Einschränkungen und Menschen mit Demenz verbindet manches: Viele sehr alte Menschen, auch wenn sie ansonsten gesund sind, hören nicht mehr so geschmeidig wie ein junger Mensch. Sie können die Richtung, aus der ein Geräusch kommt, oft nicht mehr einordnen. Sie können einzelne Aspekte eines umfangreichen Vortrags nur mit großer Konzentration sortieren und verlieren so leichter den roten Faden eines Gesprächs als Jüngere. Bei Menschen mit einem beginnenden körperlichen Hilfebedarf kommt dazu, dass die Beweglichkeit abnimmt.

Mit der weniger werdenden Beweglichkeit (des Gehirns und auch des Körpers) werden die Kreise kleiner.

Oft wird das Ruhebedürfnis schleichend und kontinuierlich größer. Das Interesse an der Umwelt schwindet. Alle Sinne richten sich zunehmend auf das Jetzt. Die Fähigkeit, Sinneswahrnehmungen zu entschlüsseln und bewusst zu verarbeiten, nimmt ab. Der optisch wahrnehmbare Bereich verengt sich. Die alten Menschen können Bewegungen, die seitlich von ihnen erfolgen, nur noch bedingt einordnen und reagieren entsprechend unsicher oder abwehrend. Geräuschwahrnehmung, Geruchs- und Geschmackssinn verändern sich.

Wenn dann für einen solchen Menschen der Umzug in ein Pflegeheim unabwendbar ist, weil eine Begleitung zu Hause nicht mehr umfänglich geleistet werden kann, nimmt er neue Sinneseindrücke wahr. Diese sind den Begleitenden meistens selbst nicht offensichtlich.

Wir sollten uns immer wieder bewusst machen, welche Herausforderung an die Wahrnehmungssinne eine neue Umgebung für einen Menschen darstellt. Denn wir wissen nicht, wie sich für einen anderen ein neues Zuhause anfühlt. Wie riecht zu Hause? Welche Geräuschkulisse hat zu Hause? Wie schmeckt zu Hause? Am ehesten können wir noch nachvollziehen, wie zu Hause aussieht. Wir können die Wohnung besichtigen und uns in die Atmosphäre hineinfühlen. Viele neue

Wahrnehmungen können Unsicherheit und Ängste auslösen. Die neue Umgebung hört sich fremd an, denn jeder Raum ist auch ein Schallraum. Die Wäsche, die Sanitäreinrichtungen und die Möbel riechen anders. Das Essen schmeckt ungewohnt.

Diese Aufgabe, sich in eine neue Umgebung einzuleben, werden wir, die Begleitenden, kaum einem alten Menschen mit körperlichen Einschränkungen oder gar Demenz abnehmen können. Wir können sie uns jedoch bewusst machen.

In meinem Beitrag zeige ich, wie wir mit der Nutzung des Namens, der drei A und einem herabgesetzten Sprechtempo, mit angemessenen Pausen sowie dem bewussten Einsatz von Wiederholungen einen guten Kontakt zu Menschen mit Demenz herstellen können. Mit aktiven Formulierungen gelingt es, Menschen im Alltag in der Eigenaktivität zu stärken. Die Wirkung der Zeiten zeige ich in Beispielen. Und ich stelle dar, wie die Worte „dürfen“ und „mögen“ wirken.

Die Begrüßung mit dem Namen eröffnet den Kontakt

Wenn ich durch das Haus gehe, begrüße ich die Menschen, die mir begegnen, mit Namen – Mitarbeitende, Menschen, die bei uns leben, und Menschen, die ehrenamtlich bei uns arbeiten. Es ist ein christliches Haus der Diakonie, das ich leiten darf. Daher ist mir der

Spruch nah: „Ich habe dich bei deinem Namen gerufen, du bist mein." Es tut den so Begrüßten gut zu wissen: Da kennt mich einer. Er kennt meinen Namen. Ich bin im Blick. Im größeren Zusammenhang trägt mich das Wissen, dass ich mich in eine größere Ordnung einfügen darf. Diese Ordnung reicht über den Tod hinaus. Das Leben endet für mich nicht mit dem Tod. Dieses Wissen macht die Begleitung von Menschen am Ende des irdischen Lebensweges zu einer beglückenden Aufgabe.

Einen Menschen mit dem Namen zu begrüßen, ist ein elementarer Ausdruck der Wertschätzung.

Die meisten der bei uns lebenden Menschen sind an Demenz erkrankt. Gerade sie reagieren auf die Ansprache mit ihrem Namen so dankbar. Oft geschieht es dann, dass jemand, der dösend in seinem Rollstuhl saß, mit dem Nennen seines Namens wach wird und sich umschaut, wer ihn mit seinem Namen begrüßt hat: „Guten Morgen, Frau Mayer." Und wenn die Person mich entdeckt hat, strahlt sie mich an: „Woher kennen Sie mich?" Der Name öffnet die Tür in den persönlichen Bereich eines Menschen. Mit dem Namen fühlt er sich gemeint.

Der Name wirkt wie ein Signal. Er lädt ein, sich hinzuwenden, die Aufmerksamkeit auszurichten, und hilft, sich zu fokussieren. Das Nennen des Namens ist allerdings nur ein Aspekt, um einen freundlichen, weiterführenden Kontakt zu eröffnen. Zu einer achtsamen Begegnung gehört auch, sich selbst dem anderen bekannt zu machen. Daher stelle ich mich immer vor: „Ich bin Friederike Leuthe." Dann kommt von der anderen Person häufig eine weiterführende Frage: „Was führt Sie zu mir?", „Wie kann ich Ihnen helfen?" oder „Und was machen wir jetzt?" Daraus kann nun eine wirkliche Begegnung werden.

Tipp

Testen Sie, wie es Ihnen selbst geht, wenn Sie sich vorstellen: „Ich heiße ..." oder „Ich bin ..." Spüren Sie einen Unterschied? Welche Form wirkt authentischer, kräftiger, klarer? Geben Sie sich für diesen Test drei Wochen Zeit und nehmen Sie wahr, was Ihre Präsenz stärkt und wie die Menschen um Sie herum reagieren. Fragen Sie andere, wie diese Form der Vorstellung auf sie wirkt.

Meine Erfahrung ist, dass ich mich selbst gut spüre und dass andere mich mit einer deutlichen Klarheit und Präsenz als Person wahrnehmen, wenn ich von mir selbst mit „Ich bin ..." spreche.

Ein angemessenes Sprechtempo sorgt für Verstehen

Das alles gelingt gut, wenn ich mir für diese Begegnung Zeit nehme. Dann bleibt meine Stimme in einer warmen Tonlage. Ich habe Raum, mich meinem Gegenüber zuzuwenden und zu spüren, in welchem Tempo eine Reaktion erfolgt.

Aus der Begegnung mit Menschen mit Demenz können wir Wertvolles lernen, das auch die Begegnung mit allen anderen (alten) Menschen erleichtert. Wie bereits erwähnt, hören Menschen im Alter häufig schlechter. Sie hören oft die hohen Tonlagen nicht mehr so gut wie in jungen Jahren. Um Gehörtes zu entschlüsseln, benötigen sie mehr Zeit.

Das Tempo, in dem sie komplexe Aussagen erfassen, nimmt ab. Daher spielen Tonlage, Sprechtempo und die Fähigkeit, einzelne Gedanken deutlich in einzelnen Sätzen zu formulieren, bei der Kommunikation mit Schwerhörigen eine große Rolle. Voraussetzung für diese Art zu sprechen ist es, sich Zeit zum Atmen nehmen und damit das Satzende für den Hörer erfahrbar zu machen. So erscheint jeder Aspekt eines Anliegens in einem eigenen Satz. Die sprechende Person atmet in aller Ruhe zwischen den Sätzen. Damit schafft sie sich selbst Raum und kann die augenblickliche Situation beobachten und dann angemessen reagieren.

Für die Begegnung mit alten Menschen gelten die als Grundregel für die Eröffnung einer gelingenden Interaktion von Lingva Eterna beschriebenen drei A: den anderen mit dem Namen ansprechen, ihn anschauen, das heißt prüfen, ob der andere wahrgenommen hat, dass ihn jemand angesprochen hat, und dabei selbst atmen.[27] Dem sollte folgen, sich selbst vorzustellen, dabei weiter zu atmen, zu beobachten und das richtige Sprechtempo zu finden.

An diesem Tempo richtet sich die gelingende Fortsetzung des Kontakts aus. Bei Menschen mit Demenz kann zwischen dem Erwidern des Blicks und einer weiteren Reaktion ein deutlich gedehnter Zeitraum liegen, den es zu erspüren gilt. Dieser legt das Tempo für weitere Interaktionen fest. Sollte kein Kontakt entstanden sein, dann ist das das Signal, mit reduziertem Tempo, wärmerer Stimme und tieferer Tonlage nochmals zu beginnen.

Orientierungslosigkeit erzeugt Missverständnisse

Bei manchen Menschen im Alter tauchen nun auch Unfertiges, ungelöste Konflikte, Schuld, Ängste oder unbefriedigte Bedürfnisse aus der eigenen Lebensgeschichte auf. Diese mischen sich mit dem Jetzt. Wenn die geistigen Kräfte nicht mehr ausreichen, Abgrenzung

[27] Die wertschätzende Kontaktaufnahme mit den drei A wird ausführlich in den Kapiteln „Die Kraft der Sprache im Krankenhausalltag“, Seite 20ff., „Achtsam kommunizieren in Krankenhaus, Pflegeheim und ambulantem Pflegedienst“, Seite 101f., und „Wertschätzende Sprache als Führungsinstrument im Pflegemanagement“, Seite 241ff. beschrieben.

oder Klarheit im eigenen Leben zu schaffen, erleben die Betroffenen oft schmerzhaft, dass sie die Orientierung verlieren. Dann gestaltet sich die Begleitung am Ende des Lebens möglicherweise als recht schwierig.

Dieses Unerledigte, das sich im Jetzt meldet, ist eine der häufigsten Quellen für Missverständnisse. Wir, die jüngere Generation, kennen die „Leichen im Keller" unserer Eltern oder Schutzbefohlenen häufig nicht. Daher ist das Klären, Bearbeiten und Auflösen vor allem dann, wenn auch noch Demenz im Spiel ist, manchmal unmöglich. Und doch kann es gelingen, Menschen auf diesem Weg wertschätzend, würdevoll und aufmerksam zu begleiten.

Im Folgenden werde ich zeigen, wie wir mit Wiederholungen und sprachlichen Ritualen das Empfinden für Sicherheit und die räumliche und zeitliche Orientierungsfähigkeit eines Menschen mit Demenz stärken können.

Sprachliche Rituale geben Sicherheit

Die Eröffnung eines Gesprächs mit den drei A ist eine wertschätzende Hilfe für den Angesprochenen, sich zu orientieren. Wir können diese Orientierung noch ausbauen, in dem wir einen guten Morgen, guten Tag oder guten Abend wünschen. Damit weiß der Angesprochene, wo im Tagesverlauf wir uns jetzt befinden.

Je weniger Aufmerksamkeit ein Mensch für seine direkte Umgebung zeigen kann, desto mehr Hilfe braucht er, um sich aktuell zu orientieren. Mangelhafte Beleuchtung und zu schnelles Hantieren können schon die Ursache für Missverständnisse sein.

An dem folgenden Beispiel möchte ich ein solches Missverständnis skizzieren und mögliche Handlungsoptionen eröffnen:

Frau Müller und ich kennen uns seit vielen Jahren. Sie wohnt im gleichen Flur, in dem auch mein Büro liegt. Unser beider Flur ist schlecht beleuchtet. Frau Müller ist sehr empfindlich, bezieht vieles zu Unrecht auf sich. Sie möchte regelmäßig erfahren, dass sie wahrgenommen wird und willkommen ist. Unser morgendliches Grußritual ist ihr wichtig.

An diesem Morgen sehe ich Frau Müller von Weitem auf mich zukommen. Ich grüße sie mit „Guten Morgen" und gehe in mein Büro. Kurz darauf klopft sie an meiner Tür. „Haben Sie was gegen mich? Hab ich Ihnen etwas getan?" Ich ahne, ich bin mir selbst wieder mal mit zu hohem Tempo und mangelhafter Wahrnehmung in die Quere gekommen. Sie hat wohl gesehen, dass ich in mein Büro gegangen bin, jedoch meinen Gruß nicht gehört. Oder sie konnte nicht erkennen, aus welcher Richtung das „Guten Morgen" kam. Nachdem wir uns

schon lange kennen, kann ich schnell reagieren.

Argumentieren und begründen hilft hier nicht. Ich beginne einfach nochmals, spreche langsam, mache Pausen und sehe Frau Müller an. Ich gehe ihr entgegen, reiche ihr zum Gruß die Hand und sage: „Frau Müller, guten Morgen! – Ich freue mich Sie zu sehen! – Was haben Sie denn vor?“ Meist sagt sie nur: „Ich geh da vor.“ Damit meint sie die Sofas im Foyer. Von dort wird sie die nächsten Stunden das Kommen und Gehen im Hause beobachten. Ich wünsche ihr einen guten Weg oder einen schönen Tag, und jeder geht zufrieden seiner Wege.

Menschen mit Demenz durch komplexe Situationen leiten

Fehleinschätzungen und mangelhafte Reflexion der eigenen Beteiligung an Konflikten können ebenfalls zu erheblichen Störungen und Missverständnissen führen. Wie wichtig es ist einzuschätzen, was ein Mensch in welchem Moment begreifen kann, macht das nächste Beispiel deutlich.

Herr Grundling sitzt am Tisch im Gemeinschaftsraum. Er wartet auf das Taxi, das ihn zum Arzt zur regelmäßigen Blutabnahme bringen soll. Er hört und sieht nicht mehr gut, doch solche kleinen Ausflüge macht er noch selbstständig. Manchmal ist die Kooperation mit ihm schwierig. Vor ihm stehen noch seine Morgenmedikamente. Der Taxifahrer steht in der Tür. Die Altenpflegerin Karin geht mit einem Glas Wasser zügig von der Seite auf Herrn Grundling zu und spricht ihn dabei schon im Gehen an: „Das Taxi ist da, Sie müssen noch Ihre Medikamente nehmen und hier ist Wasser." Dabei greift sie zu den Medikamenten und will ihm diese reichen. Herr Grundling schubst sie weg mit den Worten: „Lass das!"

Vermutlich hat er nur den letzten Teil des Satzes gehört und von der Bewegung hat er, wenn überhaupt, nur den letzten Rest wahrgenommen. Das führte wohl zu der abwehrenden Bewegung.

Wenn Karin ihr Verhalten und damit ihre Beteiligung an der Entstehung des Konflikts nicht reflektiert, können sich solche Situationen wiederholen. Sie hat viele Dinge gleichzeitig gemacht und dabei nicht darauf geachtet, ob Herr Grundling sie wahrgenommen hat und wie weit ihr Herr Grundling folgen konnte. In der Folge besteht die Gefahr, dass die Mitarbeitenden Herrn Grundling ein herausforderndes Verhalten attestieren. Das wiederum kann weitere Folgen für Herrn Grundling haben, zum Beispiel die Vorstellung bei einem Arzt für Nervenheilkunde.

So wäre die Situation für alle Beteiligten vermutlich freundlicher verlaufen. Karin sagt, an den Taxifahrer gewandt: „Bitte warten Sie einen Moment. Herr Grundling ist gleich so weit.“ Dann geht sie von vorne auf Herrn Grundling zu, so dass er sie sehen kann. Sie stellt das Glas Wasser vor ihn, so dass er es wahrnehmen und ergreifen kann. Dann nimmt sie die Medikamente in die Hand und zeigt sie ihm und sagt: „Herr Grundling,“ – Pause – „hier sind Ihre Morgenmedikamente und hier ist das Wasser.“ Sie reicht ihm die Medikamente, wartet, bis er sie in den Mund genommen hat, und zeigt auf das Wasser. „Herr Grundling, bitte trinken Sie jetzt!“ – Pause, in der er schlucken kann. – „Herr Grundling, das Taxi ist da. – Schauen Sie, da ist der Fahrer. – Er wird Sie jetzt zum Arzt bringen. – Herr Grundling, bis später!“

Nachdem die Situation nach dem Schubser eskaliert war, dauerte sie mindestens so lange, wie sie mit der achtsameren Kommunikation auch gedauert hätte. Karin hätte für sich selbst und Herrn Grundling den Druck aus der Situation genommen, wenn sie erst gesprochen hätte und die Handlung dann hätte folgen lassen. Dabei hätte sie sich bei jedem Einzelschritt rückversichern müssen, ob Herr Grundling sie wahrgenommen und diesen Schritt verstanden hat. So hätte sie ihn Schritt für Schritt durch die komplexe Situation (Medikamente einnehmen und von einem ungeduldigen Taxifahrer abgeholt werden) leiten können. Mit schnellem gleichzeitigen Reden und Handeln gewinnen wir häufig keine

Sekunde unserer wertvollen Pflegezeit. Stattdessen handeln wir uns Konflikte ein und alle Beteiligten haben anschließend eine schlechte Stimmung.

Tipp

Sind Sie schon einmal auf einen hohen Berg gestiegen und hatten Sie dabei auch das Gefühl, sich total zu verausgaben, außer Atem zu sein? Ich kenne das und mir hilft dann, anstatt mich mehr anzustrengen, mein Tempo zu reduzieren, so lange, bis ich wieder gut atmen kann. Diese Erfahrung hilft mir in oben beschriebenen Situationen: Tempo runternehmen, bis ich wahrnehme, was jetzt um mich geschieht.

Sie können dies in Situationen üben, die Sie regelmäßig als anstrengend erleben. Achten Sie auf Ihren Atem, auf Ihren Körper, auf Ihre Gefühle in dieser Situation. Und beobachten Sie, was geschieht, wenn Sie die Anstrengung reduzieren. Erlauben Sie sich, dass es leicht geht.

Die richtige Vergangenheitsform hilft bei der Orientierung

Eines meiner größten Aha-Erlebnisse mit der Wirkung von Sprache erlebte ich mit einem Mann, Herrn Krahl. Herr Krahl lebte einige Jahre in unserem beschützenden Wohnbereich. Das ist ein Wohnbereich, dessen Außentüren verschlossen sind. Er ist Menschen mit Demenz vorbehalten, die sich oder andere durch ihr Verhalten gefährden. Die meisten der dort lebenden Menschen sind sehr umtriebig, laufen den ganzen Tag herum, räumen und tragen Dinge herum. Damit wir einen Menschen dort aufnehmen können, benötigt er einen richterlichen Unterbringungsbeschluss. Das Verwehren des Verlassens der Räume durch das Absperren von Türen kommt einem Freiheitsentzug gleich. Daher dürfen wir diese Maßnahme nur dann ergreifen, wenn es dafür einen durch ein Amtsgericht erlassenen Beschluss gibt.

„Wissen Sie, wie man hier rauskommt? Ich muss dringend nach Hause!" Mit diesen Worten trat mir Herr Krahl in den Weg, als ich den Bereich verlassen wollte. Etwas überrumpelt antwortete ich: „Nein, ich weiß nicht, wie man hier rauskommt." „Ach was, Sie haben doch einen Schlüssel!", entgegnete er mir. Richtig, ich schaute betreten auf meine Hand, in der ich den Schlüssel hielt. Und nun? Anlügen führt so wenig weiter wie die Konfrontation mit der brutalen Wahrheit. Beides wird am Ende doch einen frustrierten Herrn Krahl zurücklassen. Aus meinem Wissen und meinen Erfahrungen für den Umgang mit Menschen mit Demenz wusste ich: Gemeinsam ein Stück Weg zu gehen, hilft meist in akuten Situationen.

So bot ich ihm meinen Arm an und lud ihn ein: „Wollen Sie mich ein Stück begleiten?" Er nahm meinen Arm zwar nicht an, zugleich sah er mich mit einem Blick an, der sagte: „Dann mal los!" Gemeinsam gingen wir los. Er strebte gleich auf die nächste Tür zu: „Wissen Sie, meine Frau wartet! Ich muss zu meiner Frau!" Ich wusste, dass seine Frau schon vor einigen Jahren gestorben war. In solchen Situationen sind überforderte Mitarbeitende leicht verführt, Klartext zu sprechen

Da kann es schon vorkommen, dass eine Mitarbeiterin auf die zehnte Bitte, jetzt endlich nach Hause zu dürfen, antwortet: „Sie wohnen hier bei uns, Herr Krahl, und Ihre Frau ist schon vor sieben Jahren gestorben." Ich kann diese Reaktion nur als Ausdruck einer extremen Überforderung verstehen. Sie ist keine wirksame Lösung. Und es bleibt beim Mitarbeitenden das schale Gefühl, einen hilflosen Menschen in seiner Hilflosigkeit noch verstärkt zu haben, selbst dann, wenn er in Folge erst mal still ist. Und der Bewohner erlebt eine größere Verwirrung.

Ich konnte mehrfach die Erfahrung machen, dass es auch anders geht. In der Situation mit Herr Krahl kam mir das Thema der grammatikalischen Zeiten aus der Lingva Eterna-Ausbildung in den Sinn. Unsere Ausbilderin, Mechthild von Scheurl-Defersdorf, hatte immer konsequent darauf hingewiesen, welche Hilfe die grammatikalisch richtigen Zeiten für die Orientierung sein können.

Mehrfach hatte ich in angespannten Situationen schon erlebt, in welcher Weise die korrekten grammatikalischen Zeiten helfen, das Jetzt richtig einzuordnen. So wandte ich mich Herrn Krahl zu und sagte: „Ihre Frau war eine gute Frau." Ganz erstaunt schaute er mich an: „Sie kennen Sie?" „Ich höre das aus Ihren Worten. Ihre Frau war eine gute Frau. Erzählen Sie mir von ihr. Wie war sie? War sie groß? War sie so groß wie Sie?" Herr Krahl war gut einen Kopf größer als ich. Er taxierte mich und antwortete: „Sie war ungefähr so groß wie Sie. Und sie war so schön. Für mich ist sie die Schönste." Da war er wieder, der Hinweis auf die Sehnsucht und die Trauer darüber, allein zu sein. Dieser Hinweis versteckt sich in dem Wechsel der Zeiten. „Für mich ist sie die Schönste." Ab diesem Satz sprach Herr Krahl in der Gegenwart.

Wer diesen Hinweis hören kann und die Zeiten beherrscht, muss nicht mehr auf der Informationsebene argumentieren. Es ist dann nicht mehr erforderlich,

Herrn Krahl brutal mit der Realität zu konfrontieren, dass seine Frau schon vor vielen Jahren gestorben ist. Und es ist auch nicht wichtig zu fragen, ob er sie immer noch vermisst. Ich versuchte also mein Glück, indem ich konsequent in der vollendeten Vergangenheit, dem Präteritum, blieb. „Ihre Frau war schön. Und sie war Ihnen so nah, nicht wahr? Ihre Frau war Ihr Zuhause." Nachdenklich schaute er mich an. „Ja, und am Abend bin ich immer so gern nach Hause gekommen. Ich hab an der Tür geklingelt und dann hat sie aufgemacht." „Nach Hause kommen nach einem langen Tag war für Sie das Schönste, oder?" „Ja, nach Hause kommen ... und manchmal öffnete auch eines der Kinder."

Das ist ein Punkt, an dem auch ich immer leicht ins Schleudern komme: Kinder hat er ja auch heute noch. Wie bleibe ich mit dem Gespräch in der vollendeten Vergangenheit, wenn ich doch weiß, dass ihn seine Kinder fast täglich besuchen kommen und auch alle noch leben. Wie kann ich jetzt das Wissen ausblenden, dass er seine eigenen Kinder oft nicht mehr erkennt und oft schon eine halbe Stunde nach deren Besuch nicht mehr weiß, dass sie da waren?

Ich antwortete also: „Kinder zu haben, ist wundervoll. Da kommt Leben in die Bude. War das bei Ihnen auch so?" „Wissen Sie, meine Kinder haben mir immer so viel Freude gemacht. Überhaupt freue ich mich, wenn Kinder zu Besuch kommen.“ Dabei blickte er versonnen in das vor uns liegende Wohnzimmer, in dem tatsächlich zwei Enkelkinder einer Bewohnerin Fangen spielten. „Herr Krahl, wollen Sie sich hier dazusetzen und den Kindern zusehen?“ „Ach vielen Dank, das ist ja schön hier.“ Damit nahm er Platz und wandte sich dem Kindergetümmel zu.

Nicht immer bieten sich so freundliche Situationen an, die die Sehnsucht nach dem Zuhause dämpfen, Trost und Sicherheit spenden. Menschen, die die Orientierungsfähigkeit in Zeit und Raum verlieren, erleben oft eine schmerzhafte Verunsicherung. Ein Zuhause ist eben weit mehr als ein geografisch definierter Ort. Dieser vergangene Ort ist intensiv mit Gefühlen und Erinnerungen an Wahrnehmungen verbunden.

Lieber Leser, liebe Leserin, es ist einen Test wert: Wie riecht Ihre eigene Wohnung, wenn Sie nach der Arbeit nach Hause kommen und die Tür öffnen? Wie hört sich Ihr persönlicher Raum an? Welches Raumgefühl spüren Sie? Ist der Raum weit und luftig oder vielleicht nah und Geborgenheit spendend? Wie ist das Licht in Ihrer Wohnung? Welche Farben herrschen vor? Welches Gefühl verbinden Sie mit den Farben Ihrer Umgebung?

Dies zu erspüren kann helfen, die tragische Erfahrung eines Menschen mit Demenz nachzuempfinden. Es kann eben sein, dass sich der Ort, an dem er sich jetzt befindet, so gar nicht wie zu Hause anfühlt, riecht, sich anhört und aussieht. Wenn diese Gefühle keine Resonanz in der Gegenwart finden und dafür Bilder aus der Vergangenheit aufsteigen, müssen wir die Frage „Wie komme ich nach Hause? Ich muss doch nach Hause!" viel umfänglicher verstehen. Sie ist Ausdruck der Trauer um etwas Verlorengegangenes. Uns Gesunden hilft hier unser Verstand. Er ordnet die Zeiten und hilft uns, mit dem Schmerz des Sich-fremd-Fühlens klarzukommen. Diese Fähigkeit, zu realisieren und zu reflektieren, geht mit dem Verlust der Orientierungsfähigkeit verloren. Die konsequente Anwendung des Präteritums in diesen Situationen kann erstaunlich einfach und schmerzfrei helfen, wieder Ordnung zu schaffen.

Vor ein paar Jahren unterrichtete ich an einer Altenpflegeschule Auszubildende im ersten Ausbildungsjahr im Verständnis und Umgang mit Menschen mit Demenz. In einem dieser Kurse berichtete mir ein Auszubildender von folgender Situation: Er war seit ein paar Tagen für ein vierwöchiges Praktikum in einer ihm unbekannten Einrichtung. Dort begegnete er Frau Adler. Es war später Nachmittag, Frau Adler rüttelte an der Tür und versuchte mit aller Kraft, diese aufzubekommen. Die Mitarbeiterin, die Frau Adler schon lange kannte, erklärte ihm beruhigend: „Das macht die jeden Tag. Dann geh ich zu ihr und sag, was Sache ist. Pass auf!

Dann ist sie erst mal still. Dann haben wir für heute Ruhe.“ Er berichtete weiter, was die neue Kollegin zu Frau Adler sagte: „Hallo, Frau Adler, wo wollen Sie denn hin? Sie dürfen hier nicht raus.“ Frau Adler habe darauf geantwortet, sie wolle zu ihrer Mutter. Ihre Mama warte schon auf sie. Darauf fuhr die Mitarbeitende fort: „Frau Adler, Ihre Mama können Sie auf dem Friedhof besuchen. Rechnen Sie doch mal: Sie sind doch selbst schon 89 Jahre alt. Da wäre doch Ihre Mutter schon weit über hundert.“ Der Schüler fand diese Reaktion zu Recht schmerzhaft. Frau Adler begann zu weinen und verschwand in ihrem Zimmer.

Ich erprobte mit den Auszubildenden eine alternative Reaktion unter Verwendung der korrekten Zeiten. So konnten sie in einem gestellten Gespräch in sich hineinspüren und an sich selbst ausprobieren, wie sich Worte anfühlen. Doch zunächst sollten Sie auch verstehen lernen, dass es für das Rütteln an der Tür eine Vorgeschichte gab. Frau Adler wird nicht täglich schnurstracks zur Tür streben, daran rütteln und ihre Mutter suchen. Meist geschehen diese Aktionen in einem erkennbaren Zusammenhang mit anderen Aktivitäten. Ich bat den jungen Mann zu berichten, was vorher im Tagesablauf geschehen war und in welchen zeitlichen Kontext des Tagesablaufs im Wohnbereich diese Suche nach der Mutter eingebettet war. Es stellte sich Folgendes heraus: Das Nachmittagsangebot war beendet. Die Mitarbeiterin begann, alle verwendeten Gegenstände aufzuräumen und die Tische für das spätere Abendessen wieder an ihre richtigen Plätze zu rücken. Alle Bewohner und Bewohnerinnen standen auf und gingen in ihre Zimmer. Das war das Zeichen für Frau Adler, sie stand auch auf und ging zur Tür.

Wir waren uns einig, dass dies ein guter Zeitpunkt wäre, Frau Adler mehr Aufmerksamkeit zu schenken. Ein Mitarbeiter könnte sie zum Beispiel einladen, beim Aufräumen mit anzupacken und dann mit ihr einen kleinen Spaziergang machen. Und anschließend könnte sie mithelfen, das Abendbrot vorzubereiten. Das gelingt leicht mit der Frage: „Frau Adler, bitte können Sie mir helfen?" Wir erprobten das als Rollenspiel und fuhren dann mit der Geste des zum Einhängen einladenden Arms fort: „Darf ich Sie einladen, Frau Adler? Wollen wir ein Stück spazierengehen?" – Pause, um das Einhängen zu ermöglichen. – „Gingen Sie früher auch spazieren?" – Pause, um den Erinnerungen Raum zu geben. – „Gingen Sie mit Ihrer Mutter auch spazieren?"

Die Schüler meinten, Frau Adler würde so antworten: „Nein, meine Mutter hat nie Zeit zum Spazierengehen. Sie muss immer arbeiten. Ich muss heim zu meiner Mutter. Ich muss ihr helfen!" So könnte die Pflegkraft antworten: „Wenn jemand hilft, ist das gut. – Ihre Mutter war immer fleißig. – Sie war eine fleißige Frau." – Pause, damit Frau Adler erzählen kann. – „Mögen Sie mir helfen?" – Pause, um zu zeigen, wobei Frau Adler der Mitarbeitenden jetzt helfen kann. – „Frau Adler, ich schmiere Butter auf die Brote und Sie legen den Käse darauf?"

Wir probten diese Situation mehrfach in verschiedenen Variationen. Ich fragte den Schüler, der die Geschichte mitgebracht hatte, ob er sich jetzt zutraue, das nächste Mal die Situation mit Frau Adler frühzeitig aufzufangen. Er war voller Zuversicht, das gut zu meistern. In der nächsten Stunde berichtete er mir schon vor dem Unterrichtsbeginn, wie gut er Frau Adler führen konnte. Sie hätte ihm nun schon mehrmals von ihrer Mutter erzählt. Sie würde sich dann immer leicht in der Zeit verirren. Doch ihm gelänge es mittlerweile gut, in diesem Zusammenhang in der Vergangenheit zu sprechen.

Ich machte ihn noch darauf aufmerksam, dass es verschiedene Vergangenheitsformen gibt. Er solle unbedingt darauf achten, das Präteritum zu verwenden und nicht das Perfekt. Das Perfekt lässt die Resonanz auf den Schmerz zu sehr in der Gegenwart klingen. Ich ließ ihn die Sätze „Ihre Mutter war eine gute Mutter" und „Ihre Mutter ist eine gute Mutter gewesen" hören und selbst wiederholen. Er bestätigte mir, dass die Sehnsucht bei der zweiten Variante stärker zu spüren sei. Wir vereinbarten, dies an diesem Tag mit der gesamten Schülergruppe in verschiedenen Variationen zu üben.

Das Perfekt, das wir in unseren Alltagsgesprächen sehr häufig verwenden, wenn wir von Ereignissen aus der Vergangenheit berichten, hat eine spürbare Wirkung ins Jetzt. Man bezeichnet das Perfekt auch als die unvollendete Gegenwart oder unvollkommene Vergangenheit. Beide Bezeichnungen drücken genau die Wirkung vom Perfekt aus: Es signalisiert, dass etwas in der Vergangenheit begann und bis heute nachwirkt. Nicht immer ist es sinnvoll und hilfreich, uns immer wieder im Heute mit den Wirkungen von Geschehen der Vergangenheit zu konfrontieren.

Tipp

Erproben Sie den Einsatz von Perfekt- und Präteritum-Formulierungen. Ich konnte das gut mit einem Bewohner üben, der mich regelmäßig in eine fast gleich ablaufende Situation brachte. Darauf konnte ich mich gut vorbereiten und mir die entsprechenden grammatikalisch richtigen Sätze zurechtlegen. So können auch Sie beginnen. Spüren Sie, wann eine Veränderung eintritt. Erlauben Sie sich für den Beginn, gut planbare Situationen für das Üben zu nutzen. Überfordern Sie sich nicht. Das gelang auch mir nicht sofort. Das Gute im Kontakt mit Menschen mit Demenz ist, dass sie viele Situationen erleben, die sich meist ganz ähnlich wiederholen. Diese Ereignisse sind vorhersehbar und eignen sich gut zum Üben. Menschen mit Demenz können geduldige und großzügige Lehrmeister sein. Das Wesentliche ist, dass sie dabei unser Wohlwollen erfahren.

Nach dieser Unterrichtsstunde verabredete ein Teil der Schüler und Schülerinnen in nächster Zeit auf diesen kleinen, wichtigen Unterschied der Wirkung zu achten. Alle waren sich einig, dass Kleinigkeiten in der Sprache sehr hilfreich in der Begleitung von Menschen mit Demenz sein können. Es ist eben doch nicht egal, was und wie man im Alltag so redet.

Die Selbstständigkeit alter Menschen erhalten und fördern

Seit 2017 gilt das Pflegestärkungsgesetz II (PSG II). Dieses bringt ein neues Verständnis von Pflegebedürftigkeit zum Ausdruck. Ein besonderes Augenmerk liegt dabei auf der besseren Einstufung von Menschen mit Demenz. Der neue Pflegebedürftigkeitsbegriff sieht vor, dass Pflegende den Menschen, den sie im Alltag begleiten und pflegen, nicht mehr aus der Perspektive seiner Hilfebedürftigkeit betrachten sollen. Vielmehr sollen Sie darauf achten, die Selbstständigkeit der zu pflegenden Menschen zu erhalten und zu stärken. Selbstständigkeit wiederum ist ohne eigenes Mittun nicht möglich. Dem Begriff der Pflegebedürftigkeit liegt also zugrunde, dass (fast) jeder Mensch noch ein Maß an Aktivität zeigt. An diesem haben sich unsere Hilfsangebote zu orientieren.

Das Aktiv fördert die Aktivität

Der Aktivität eines Menschen entspricht in der Grammatik die Aktivform. Wir können in unserer Sprache gut differenzieren, wer etwas mit wem unter welchen Umständen wann und wo tut. Am leichtesten gelingt dies, wenn wir das grammatikalische Aktiv dafür verwenden.

Leider hat sich in der Pflege weitverbreitet der Gebrauch des Passivs eingebürgert. „Frau Schmidt wird heute geduscht." „Herrn Mohr wird morgen ein neuer Verband angelegt." Der Mitarbeitende Stefan erzählt Herrn Bär von einem Anruf seiner Tochter: „Ihre Tochter hat angerufen: Sie werden heute wie immer abgeholt."

Bei allen diesen Aussagen erfährt der Angesprochene, dass etwas mit ihm geschehen wird. Wer da etwas mit ihm macht, realisiert er nicht. Und er erhält auch kein Signal, dass jemand sein Mittun wünscht und einplant.

Aktiv formuliert lauten die Sätze: „Frau Schmidt wird heute duschen." Nachdem sie ja in einem Pflegeheim lebt, braucht sie dabei Hilfe. Und so wäre dieser Satz sinnvoll zu ergänzen mit: „... und die Kollegin Maria hilft ihr dabei." Nun kann es bei schwerkranken und hinfälligen Personen sein, dass sie selbst kaum noch Aktivitäten zeigen. Dann könnte die Mitarbeiterin Maria sagen: „Ich werde heute Frau Schmidt duschen, mal sehen, ob sie mitmacht."

Bei Herrn Mohr, der einen neuen Verband erhalten soll, ist die Sache nicht ganz so einfach. Denn tatsächlich wird er diesen nicht selbst anlegen. Und doch könnte ich den Satz so formulieren, dass hörbar wird, ob Herr Mohr sich zu diesem Verbandwechsel an einen anderen Ort begeben wird oder ob er dafür passiv im eigenen Bett bleibt. „Herr Mohr wird morgen zu Dr. Huber fahren und dort einen neuen Verband erhalten." oder „Mit Herrn Mohr habe ich besprochen: Er wird morgen früh so lange im Bett bleiben, bis der Arzt da war und den Verband gewechselt hat."

Und der Mitarbeitende Stefan könnte Herrn Bär erzählen: „Herr Bär, Ihre Tochter hat angerufen. – Sie wird heute gegen 11 Uhr kommen und Sie abholen."

Vor einigen Tagen bat mich eine unserer Mitarbeitenden, zu einem Gespräch mit einem schwierigen Bewohner dazuzukommen. Herr Walter gehört zu den wenigen

Menschen im Haus, die nicht an Demenz leiden. Sein Zustand hat sich seit seinem Einzug deutlich verbessert. Anfangs war er bettlägerig, mittlerweile sitzt er meist im Rollstuhl. Mit diesem bewegt er sich im Haus. Er verlässt damit auch das Haus und erledigt kleine Einkäufe. Kurze Strecken kann er mit seinem Rollator laufen. Er sitzt viel an seinem Computer. Dort recherchiert er interessante Fragestellungen, hört und liest Nachrichten. Er ist sehr selbstbestimmt, will und kann vieles selbst entscheiden und tun. Wenn er das Gefühl hat, dies nicht zu dürfen, kann er äußerst unfreundlich werden. Dann beschimpft er die Mitarbeitenden auf deftige Weise.

Bevor wir zu Herrn Walter ins Zimmer gingen, ließ ich mir von Wohnbereichsleiterin Hanni noch die aktuelle Situation erklären. Die Versorgung sei sehr schwierig, Herr Walter würde alle möglichen pflegerischen Maßnahmen ablehnen und würde sich damit zunehmend selbst gefährden. So nähme er beispielsweise nur einen Teil der verordneten Medikamente. Hanni fuhr fort: „Herr Walter erhält sein Frühstück im Bett und um etwa 10 Uhr wird er gewaschen, angekleidet und in seinen Rollstuhl gesetzt. Das findet er zu spät, er will früher fertiggemacht und rausgesetzt werden. Wissen Sie, das ist nicht gut für ihn. Er sitzt dann bis 20 Uhr am Abend in seinem Rollstuhl. Sie müssen sich mal sein Hinterteil am Abend ansehen – das ist dann nach zehn Stunden im

Rollstuhl knallrot. Er wird einen Dekubitus bekommen. Er lässt sich überhaupt nichts sagen." Gemeinsam gingen wir zu Herrn Walter.

Der alte Herr war sehr aufgebracht: „Versetzen Sie sich mal in meine Lage. Ich bin abhängig von denen. Die Schwestern hier machen alles Mögliche mit mir. Sie fragen nicht und machen einfach. Ich bin doch nicht aus Dummdorf! Ich kann doch noch selbst entscheiden!" Ich fragte ihn also: „Herr Walter, ich bin hier, um gemeinsam mit Ihnen und Schwester Hanni einen guten Weg für die Begleitung zu finden. Ich kenne Sie als aktiven und selbstständigen Mann. Und unser Ziel ist es, Ihre Selbstständigkeit so gut und so lange wie möglich zu erhalten. Herr Walter, was ist jetzt Ihr größter Wunsch?" Er antwortete, ohne nachzudenken: „Ich will am Tisch frühstücken, wie normale Leute, und nicht im Bett." Die Mitarbeiterin schüttelte leicht mit dem Kopf: „Dann wird Ihr Gesäß noch länger belastet. Wenn Sie erst mal an einem Dekubitus leiden, können wir Sie gar nicht mehr raus aus Ihrem Bett holen."

Herr Walter antwortete an mich gewandt: „Ich kann selbst aus dem Rollstuhl aufstehen, ich brauche nur ein wenig Hilfe, dann kann ich mich doch am Tag mal hinlegen." Die Situation begann sich zu klären.

Menschen wie Herr Walter wollen aktiv sein. Er leidet im doppelten Sinne, wenn wohlmeinende Mitarbeitende ihn

„fertigmachen“. Er leidet, wenn sie ihm Aktivitäten abnehmen, Entscheidungen ohne ihn treffen und Maßnahmen ohne seine Beteiligung planen. Im grammatikalischen Aktiv gelingt es leicht, diese aktiven Menschen zu beteiligen, anzuleiten und ihnen viele Entscheidungen für ihr Leben zu lassen. Das Aktiv hilft auch, die unsichtbare Grenze zwischen dem Mitarbeitenden und dem Klienten zu wahren. Es hilft zwischen mir und dem anderen zu differenzieren.

Das Aktiv unterstreicht die Kompetenz der Mitarbeiter

Die häufige Verwendung des grammatikalischen Passivs lässt den Verdacht aufkommen, dass Pflegende sich tatsächlich wünschen, dass diejenigen, die sie begleiten und für die sie sorgen, diese Sorgetätigkeiten möglichst ohne eigene Wünsche und Beteiligung über sich ergehen lassen. Doch auch eine andere Seite will ich hier beleuchten: Viele Pflegende sind unsicher. Sie verstecken ihre Kompetenz und ihr Wissen hinter allgemein gehaltenen Formulierungen wie: „Alle Prophylaxen wurden bei Herrn Will durchgeführt.“ Wer sich hinter Passivformulierungen verbirgt, ist unsicher, er zeigt sich nicht. Wer sich hinter Formulierungen wie „Es wurde versäumt, zu dokumentieren ...“ oder „Durch die falsche Verwendung des Hebelifters wurden der Klappgriff im Bad samt vier Fliesen aus der Wand gerissen“ oder

„Durch die unzureichende Lagerung hat Frau Mai einen Dekubitus erlitten“ verbergen muss, zeigt eine Haltung, die es fördert, Fehler zu vertuschen.

Tipp

Üben Sie Aktivformulierungen immer dann, wenn Sie selbst etwas machen oder gemacht haben, beobachten oder beobachtet haben. Trauen Sie sich in dem, was Sie im Berichteblatt niederschreiben, die Worte „ich“, „mir“, „mein“ zu verwenden. Damit landen Sie direkt im Aktiv. Statt „Heute ließ sich Frau Maier duschen“ schreiben Sie: „Heute ist es mir gelungen, Frau Maier zu duschen.“

Berichten Sie bei Übergabegesprächen aus Ihrer Sicht: „Ich habe beobachtet, ... gesehen, ... gehört ...“ „Ich bin der Meinung, dass ...“ Wie fühlt es sich an, wenn Sie in dieser Weise von für Sie Wesentlichem berichten? Wie reagieren Kollegen und Kolleginnen auf Sie? Legen Sie sich ein kleines Tagebuch an, in dem Sie Ihre Erlebnisse mit der neuen Form zu sprechen notieren. Das Führen eines Tagebuches hilft, sich eines Wandels bewusst zu werden. Damit erleben Sie sich selbst bewusst und entwickeln Ihr Selbstbewusstsein.

Die vielen Prüfungen und Qualitätskontrollen stärken das selbstbewusste Auftreten der Pflegenden nicht. Hier gibt es ein großes Feld zu beackern. Es ist Aufgabe von uns Führungspersonen, unsere Mitarbeitenden zu ermuntern und zu bestärken, sich in ihren Aufgaben mutig und selbstbewusst zu zeigen.

Ich bin mir allerdings sicher: Viele Pflegepersonen haben sich in ihrer Haltung und Motivation bereits weiterentwickelt und viele wünschen sich Beteiligungsmöglichkeiten und Aktivitäten für und mit den Menschen, für die sie Verantwortung tragen.

Das Aktiv in der Grammatik fördert Tun und Lassen, Hinschauen und Wahrnehmen. Es hilft dabei, selbst Entscheidungen zu treffen und zu diesen zu stehen. Wir Führungspersonen sollten unsere Mitarbeitenden unbedingt ermutigen, ihre Stärken und Talente im Alltag zu zeigen.

Wir sind Menschen und als solche aktiv. Solange wir leben und atmen, ohne an Geräten zu hängen, die selbst diese existenziellen Aktivitäten für uns übernehmen, zeigen wir eine Lebensaktivität. Auch Sterben ist eine Tätigkeit. Wir wissen noch wenig über den individuellen Weg, den ein Sterbender geht. Allerdings können wir sicher sein, dass sterben, so wenig wie geboren werden, ein rein passives Geschehen ist, das ein Mensch erleidet.

Sterben geschieht nicht am Menschen, er tut es. Am

Endes des Lebens angekommen stirbt der Mensch, solange kein anderer handelt, wird er nicht gestorben. Wir Begleiter können manchmal ahnen, was sich hinter dieser Aktivität verbirgt.

Das Futur entspannt die Gegenwart

Ein weiteres Beispiel für die hilfreiche Wirkung grammatikalisch korrekter Zeitformulierungen – neben der oben genannten Verwendung der richtigen Vergangenheitsform – erlebte ich mit Frau Lodes. Frau Lodes war eine äußerst agile und bewegliche Person. Sie versorgte sich noch weitgehend selbstständig. Hilfe nahm sie nur im äußersten Notfall an. Und wenn diese nötig wurde, wandte sie sich meist an Autoritäten wie die Bereichsleiterin, einen Arzt, den sie im Haus traf, oder den Pfarrer im Gottesdienst.

Frau Lodes hatte vor einigen Monaten eine lebensgroße Babypuppe in einer Sofaecke entdeckt. Ich halte nicht viel von der Verkindlichung alter Menschen. Daher vermeiden wir normalerweise, alten Menschen Puppen oder Plüschtiere aktiv anzubieten. Konzeptionell haben wir uns gegen jegliche Form von Scheinwelten entschieden. Doch gibt es viele erwachsene Angehörige und Besucher, die Plüschtiere und Puppen lieben und meinen, dass diese gut zu alten Menschen passten. Und so finden immer wieder Plüschtiere und Puppen den Weg ins Haus.

Irgendjemand hatte also diese Babypuppe mitgebracht und dann in der Sofaecke vergessen. Frau Lodes adoptierte dieses „arme Kind“ sofort. Ab diesem Moment war die Puppe ihr ständiger Begleiter. Sie saß vorne in ihrem Rollator. Frau Lodes war in den folgenden Wochen einen großen Teil des Tages damit beschäftigt, Lebensmittel, Decken, Windeln, Mützen und frische Kleidung für ihr Kind zu suchen. Sie tat alles, damit es dem Kind gut ging. Es saß bei den Mahlzeiten mit am Tisch und wurde von ihr gefüttert.

Zeitweise wirkte sie richtig überfordert von der Sorge für ihr Adoptivkind. Doch sie ließ es nicht aus den Augen. Und sie vergaß nie, es mitzunehmen, wenn sie ihr Zimmer verließ. Eines Morgens rief der Rettungsdienst des BRK in der Verwaltung an: Frau Lodes hatte die 112 gewählt. Sie hatte sich dort beschwert, dass sie mit ihrem Kind nicht mehr weiterwisse und keiner würde ihr helfen.

Die Mitarbeitenden der Verwaltung informierten mich. Ich ging zu Frau Lodes. Eine Mitarbeiterin kam gerade sichtlich genervt aus ihrem Zimmer. Frau Lodes ließ sich weder ankleiden, noch wollte sie frühstücken. Sie saß ungekämmt und im Schlafanzug auf ihrem Bett und hielt das Puppenbaby an ihren Körper gepresst. Offensichtlich war sie beunruhigt. Sie wusste nicht, was sie mit dem Kind machen sollte, wenn sie ins Bad zur Toilette ging und sich ankleidete. „Guten Morgen, Frau

Lodes. Ist Ihr Kind auch schon wach?" „Da ist es", sagte sie und hielt es mir vorsichtig entgegen. Als ich es annehmen wollte, drückte sie es gleich wieder fest an sich. „Frau Lodes, darf ich Ihr Kind halten?" – Pause – „Ich werde gut auf Ihr Kind aufpassen." Zögernd und sehr vorsichtig reichte sie mir die Puppe. „Frau Lodes, ich werde Ihrem Kind etwas zu essen geben. Wenn Sie angekleidet sind, werde ich es wieder zu Ihnen bringen." – Pause – „Schauen Sie, Frau Lodes, Schwester Maya wird Ihnen jetzt helfen." Die Situation begann sich zu entspannen. Frau Lodes ließ sich an diesem Morgen gut versorgen und frühstückte dann mit gutem Appetit. Sichtlich erfreut nahm sie ihr zufriedenes Kind nach dem Frühstück wieder in Empfang.

An dieser Geschichte werden zwei Dinge deutlich. Menschen mit Demenz sind manchmal sehr erfinderisch, um Lösungen für aussichtslos erscheinende Situationen zu finden. Dabei brauchen sie Begleiter, die sich auf ihre in ihren demenzeigenen Maßstäben logische und doch den Normen nicht mehr entsprechende Welt einlassen. Wir sind Besucher in der Welt der Demenz und es gelten dort die Regeln, die der Mensch mit Demenz festlegt. Wir kennen den Rückweg in die „normale" Welt. Menschen mit Demenz können uns nicht folgen. Lösungen für Konflikte in diesen fremden Welten anzubieten, sind Aktionen in die Zukunft.

Daher ist es konsequent, diese auch im Futur korrekt zu formulieren. Dies entzerrt die Gegenwart. Mit meiner Zusage „Ich werde gut auf Ihr Kind aufpassen" nahm ich das Puppenkind in Obhut und entlastete die alte Dame in ihrer Mutterrolle. So konnte ich ihr eine Sicherheit vermitteln, die in die Zukunft hinein wirkte. Diese Wirkung wäre mit der Formulierung „Ich passe gut auf Ihr Kind auf" viel weniger wirksam gewesen.

Futur statt Konjunktiv bringt Klarheit

Der Einsatz des Futurs hilft, Aktivitäten in der Zukunft zu belassen: „Morgen werden Sie baden." Das ist besonders wirksam im Kontakt zu Personen, die spontane Angebote meist ablehnen. Frau Schneider ist so eine. Regelmäßig wehrt sie das Angebot eines Wohlfühlbades mit Duft und Musik ab. Wenn sie dann in der Wanne liegt, lösen sich ihre Verkrampfungen in Armen und Beinen. Nach dem Bad ist sie immer gelöst und freundlich, in der folgenden Nacht kann sie meist durchschlafen. Für solche Menschen ist es oft sinnvoll, etwas weiter auszuholen. Es ist gut, zu der klaren Ankündigung der Aktivität auch schon die beteiligten Personen vorzustellen: „Frau Schneider, ich werde morgen früh auch im Dienst sein. Morgen werden Sie ein Wohlfühlbad nehmen und ich werde Ihnen dabei helfen. Wir werden schöne Musik hören und einen Lavendelduft ins

Badewasser geben.“ Nun hat Frau Schneider Zeit, sich auf das Baden innerlich einzustellen. Und sie weiß bereits, wer ihr dabei zur Seite sein wird.

Manche Pflegepersonen tun sich schwer mit einer so zielgerichteten Kommunikation. Statt das Futur einzusetzen, weichen sie lieber in den Konjunktiv aus.

Tipp

Menschen, die im Arbeitsfeld Pflege tätig sind, sprechen häufig in Konjunktivformulierungen. Diese werden mit den Modalverben „würde“, „hätte“, „könnte“ gebildet. Viele meinen damit, Höflichkeit und Zurückhaltung zu signalisieren. Fatalerweise können viele Menschen im Alter diese Form der Höflichkeit nicht mehr entschlüsseln. Stattdessen entstehen leicht Missverständnisse. Formulierungen im Konjunktiv sind nicht geeignet, Menschen mit Demenz Orientierung zu geben. „Frau Meier würden Sie bitte aufstehen?“ Oder: „Frau Meier, bitte stehen Sie (jetzt) auf!“

Wenn Sie den Unterschied nicht spontan spüren, wiederholen Sie jeden der beiden Sätze zweimal. Welcher von den Sätzen wirkt auf Sie klarer? Nehmen Sie sich in der Praxis eine Situation vor, in die der oben genannte Satz passt, und testen Sie die Reaktion auf beide Varianten. Auch hier ist das Tagebuch gut, um kleine Unterschiede im Ergebnis Ihres Praxisversuchs aufzuspüren.

Dies ist eine Formulierung, von der viele Pflegepersonen vermutlich annehmen, dass sie höflich sei: „Frau Schneider, morgen könnten Sie baden." Tatsächlich legt sie eher den Fokus auf die Fähigkeit oder im Umgangsdeutsch auf die Möglichkeit zu baden und nicht auf die Wahrscheinlichkeit. Gerade für Menschen, für die Baden nicht zu den Aktivitäten gehört, die sie spontan wählen, kann dieser verschobene Fokus die Einladung zum Widerstand und zu Verhandlungen sein.
Eine Pflegeperson sollte sich fragen, was sie erreichen will. Meist haben Mitarbeitende, die das Baden anbieten, bereits die Erfahrung gemacht, dass sie Frau Schneider mit dem Baden etwas Gutes tun werden. Und das wollen sie wiederholen. Hier ist der Hinweis angebracht: Wir tun uns selbst viel Gutes, wenn wir unsere Ziele genau kennen und sie dem anderen klar vermitteln. Das befreit uns von überflüssigen Begründungen und schwieriger Argumentation. Letzten Endes wertet es die professionelle Pflege auf.
Auch für unangenehme Maßnahmen wie schmerzhafte Verbandwechsel, Injektionen oder Lagerungen ist eine

Ankündigung im Futur hilfreich. Die beteiligte Person kann sich darauf einstellen, was in einem überschaubaren Zeitrahmen mit ihr geschehen wird:

„Frau Alt, heute Abend vor dem Schlafen werde ich noch Ihren Verband wechseln."

„Herr Müller, morgen Vormittag nach dem Waschen werde ich Ihnen die wöchentliche Vitamin-B-Spritze verabreichen."

„Frau Hofmann, liegen Sie jetzt gut?" – Pause, beobachten und Reaktion ermöglichen – „Frau Hofmann, in zwei Stunden werde ich Sie wieder auf den Rücken drehen, ist das gut?" – kurz abwarten, beobachten und Reaktion ermöglichen.

Es gibt Menschen, die viel Rückversicherung brauchen und dauernd klingeln. Für diese Menschen kann es hilfreich sein, wenn eine Mitarbeiterin im Nachtdienst zum Beispiel sagt: „Guten Abend, Frau Klein, – ich bin Schwester Monika, – ich bin heute Nacht für Sie da. – Ich werde in einer Stunde wieder nach Ihnen sehen." In solchen Situationen leistet ein Wecker gute Dienste. „Frau Klein, schauen Sie, hier haben Sie eine Uhr. Da können Sie sehen, wann ich wiederkommen werde."

Tipp

Das Zeitmuster mancher Menschen ist oft analog zu deren Klingelhäufigkeit zu erkennen. Die meisten Menschen haben eine innere Uhr, die sie nach einem individuellen Zeitraum unsicher werden lässt. Dann klingeln sie, um sich Erleichterung zu schaffen. Sie werden aktiv, um sich mit einem „Hilferuf“ von der Not der Einsamkeit, der Angst vor der Dunkelheit, vor beunruhigenden Gedanken zu befreien.

Wenn es gelingt, die Zuwendung ohne Not anzubieten – also bevor der individuelle Leidenszeitraum erschöpft ist, kann es geschehen, dass sich der Zeitraum des Erträglichen langsam weitet. Dabei kann eine Uhr hilfreich sein.

Das Futur hilft Prioritäten zu setzen

Das Futur macht es auch leichter, Aufgaben nach Prioritäten zu ordnen. Vor einigen Tagen hörte ich Pfleger Hans zu einer Kollegin sagen: „Ich muss jetzt zu Frau Großmann, die hat schon dreimal geklingelt, und dann muss ich Herrn Mayer die Beine wickeln und Du musst jetzt in die Pause.“ Pfleger Hans, der sich so im Stützpunkt äußert, wird bei Frau Großmann schon gestresst ankommen und der Stress wird sicher bei Herrn Mayer nicht weniger geworden sein. Wer so spricht, nimmt die

zu erledigenden Aufgaben und die Freiheiten der anderen als Stress für sich selbst wahr. Die Pause der Kollegin ist dann keine Selbstverständlichkeit, sie wird eher als Zumutung erlebt.
Ich rate Pfleger Hans zu erproben, seine vor ihm liegenden Aufgaben mit Hilfe des Futurs zu entzerren: „Also, Du machst jetzt Pause." – Pause – „Ich gehe jetzt zu Frau Großmann, sie hat schon einige Male geklingelt. Und anschließend werde ich Herrn Mayer die Beine wickeln." Die Mitarbeiterin, die so in die Pause entlassen wird, fühlt, dass der andere die Situation beherrscht, und wird sich gerne später wieder in den Ablauf einklinken. Manchen Stress verschärfen wir selbst mit einer Sprechweise, die uns keine Pause mehr gönnt und alle Aufgaben in das Jetzt häuft.

„Dürfen" und „mögen" als Schlüssel zur Beteiligung

Der britische Psychogerontologe Tom Kitwood hat die fünf Grundbedürfnisse von Menschen mit Demenz erforscht: Es sind die Bedürfnisse nach Sicherheit und Trost, nach Identität, nach Beschäftigung, nach Beteiligung und nach Beziehung.[28] Menschen mit Demenz gelingt es mit dem Fortschritt der Erkrankung immer schwerer, sich die genannten Grundbedürfnisse selbst zu erfüllen oder in Eigenverantwortung einen Weg zur Erfüllung zu finden, indem sie um Hilfe bitten. Es gibt

[28] Kitwood, Tom: Der Person-zentrierte Ansatz im Umgang mit verwirrten Menschen. Bern 2008

einige sprachliche Schlüssel, die sich gut eignen diese Bedürfnisse aufzuschließen und Eigenaktivitäten zur Erfüllung dieser Bedürfnisse in Gang zu setzen. Zu diesen Schlüsseln gehören die Wörter „dürfen" und „mögen".

Viele Besucher oder Mitarbeitende erfüllen eine wichtige Anforderung im Kontakt mit dementen Menschen, indem sie sich für ein Gespräch mit einem Sitzenden ebenfalls einen Stuhl heranziehen und sich auf Augenhöhe begeben. Es ist wirklich ein schlechter Stil, stehend mit einem sitzenden Menschen zu kommunizieren. Trotzdem kann das Heranziehen eines Stuhls und das sich einfach Dazusetzen auch viel zu nah und grenzüberschreitend wirken. Daher sind die Ansprache und eine anschließende Frage ein guter Weg, in Beziehung zu treten: „Frau Schneider," – Pause – „ich bin Friederike Leuthe," – Pause – „darf ich mich zu Ihnen setzen?" So kann sich der Mensch von Beginn an am Geschehen beteiligen. Wenn die Person verneint, hat es wenig Sinn auf einen Kontakt zu drängen. Dann ist es besser, zwischenzeitlich etwas anderes zu tun und nach einer Pause nochmals zu beginnen. Wenn sie zustimmt, kann der nächste Schritt zum Beispiel die Einladung zur Beteiligung sein: „Frau Schneider – wollen Sie sehen, was ich mitgebracht habe?" Viele Menschen behalten auch in der Demenz die Neugier und das Interesse, sich zuzuwenden. Sie mögen es, an Entscheidungen beteiligt zu sein.

Je weniger ein Mensch sich von sich aus äußern kann, desto wichtiger ist es, ihm Freiheiten zu ermöglichen. Oft stellt sich für Angehörige schon sehr früh nach einer Diagnose Demenz die Frage: „Was darf mein Mann, meine Frau, meine Mutter, mein Vater jetzt noch?" Natürlich gibt es Bereiche, die Gefahren bergen. Zum Beispiel die Beteiligung am Straßenverkehr, selbstständig Geschäfte zu tätigen und komplexe Entscheidungen zu fällen. Dazu ist es sicher ratsam, Fachleute hinzuziehen. Ein Mensch im Alter, mit oder ohne Demenz, kann gesundheitliche Schwierigkeiten bekommen, durch die die Sturzgefahr deutlich erhöht wird.

Das gibt jedoch niemandem das Recht, ihm sofort den Bewegungsraum einzuschränken und damit die Freiheit zu nehmen, sich zu bewegen. Jeder Mensch, der sich frei bewegen kann und darf, ist immer auch dem Risiko ausgesetzt, zu stürzen und sich zu verletzen. Doch es gibt heute gute technische Hilfsmittel, um jemanden frühzeitig aufzufinden, zum Beispiel wenn er gestürzt ist oder sich verlaufen hat. Dafür setzen viele Einrichtungen zum Beispiel Bewegungsmelder und Kontaktmatten sowie verschiedene Arten von Notrufsystemen ein. Es gehört aus meiner Sicht zum würdevollen Menschsein, die eigenen Fähigkeiten in Freiheit auszuleben und sich damit auch Risiken auszusetzen. Das Leben an sich kann gefährlich werden. Dass jemand etwas darf, kann zum Bestandteil einer Grundhaltung werden. Mitarbeitende und Angehörige, die diese Haltung leben, geben einen Teil ihrer Verantwortung ab und werden so zu Begleitern und Beobachtern, statt Bestimmer zu sein. In einer solchen Kultur können verbliebene Fähigkeiten und Fertigkeiten zu neuem Leben erwachen. Menschen, die gerne räumen und kramen, erleben oft Misstrauen. Dabei verbirgt sich eine Fähigkeit im Räumen und Kramen: die selbstständige Erfüllung der Neugier auf die Umgebung und des Grundbedürfnisses nach Betätigung.

Es gibt auch in der Gruppe der alten Menschen diejenigen, die äußerst kritisch sind und die mit bissigen Einwürfen ganze Altennachmittage durcheinanderbringen können. Manch einer fragt sich: „Warum kommen die eigentlich, wenn sie von Anfang an alles kritisieren und schlecht machen?“ So war es mit Frau Nitra, sie war geradezu gefürchtet. Sie kam regelmäßig zum Singen am Mittwochnachmittag, dann saß sie hinten in der letzten Reihe. Schon beim Anstimmen des ersten Liedes hatte sie an der Auswahl und Art etwas auszusetzen. Meist breitete sich auf jeden ihrer Einwürfe schon nach wenigen Minuten ein ungeduldiges Murren im Raum aus. Die Mitarbeiterin, die dieses Angebot leitete,

reagierte schon mit Abwehr, sobald Frau Nitra den Raum betrat. Das Singen am Mittwochnachmittag war als Angebot für alle bedroht.
Wir besprachen die Situation und wir beschlossen, einen neuen Weg zu testen. Wir verabredeten, dass ich an den folgenden Nachmittagen als Beobachterin in der hinteren Reihe dabei sein würde. Die Mitarbeiterin, Schwester Helga, würde dann Frau Nitra beim Betreten des Raumes persönlich begrüßen. Sie sollte ihr deutlich mehr Raum geben und spüren, wie Frau Nitra auf diese Zuwendung reagiert. Wenn möglich, sollte die Schwester Frau Nitra einladen, sich weiter nach vorne zu setzen. Und sie würde sie nach der Begrüßung aller anderen bitten, das erste Lied zu wählen. Wenn Frau Nitra damit überfordert wäre, würde sie ihr einige Lieder zur Auswahl geben.
Auf keinen Fall sollte Schwester Helga ihr Vorgehen erklären. Wir verabredeten genau, was Schwester Helga sagen sollte: „Ich grüße Sie, Frau Nitra." – Pause – „Schön, dass sie da sind!" – Pause – „Sie singen gern, nicht wahr?" – Pause – „Frau Nitra, mögen Sie heute zu mir nach vorne kommen? – Schauen Sie, da ist ein Platz für Sie frei. – Da dürfen Sie sitzen." So geschah es und Frau Nitra war so überrascht, dass sie gerne den Platz ganz vorne einnahm. Und sie war dann sogar bereit, das erste Lied zu wählen.
Dieser Singnachmittag war deutlich entspannter als die vorangegangenen. Ich konnte jedoch aus meiner Warte

in den hinteren Reihen erkennen, dass es noch einige andere Personen gab, die geneigt waren, die Kritikerrolle einzunehmen. Wir übten in der Nachbesprechung, die Menschen, die zum Singangebot kommen, besser zu beteiligen. Sobald Unruhe aufkam, sollte die Mitarbeiterin innehalten und eine kurze Pause machen, um zu realisieren, wer sich übergangen fühlte. Diese Person sollte sie direkt ansprechen mit der Frage: „Herr X oder Frau Y, mögen Sie ein Lied wählen?“ Falls diese Person das nicht konnte, sollte die Mitarbeiterin selbst ein Lied auswählen und fragen: „Herr X oder Frau Y, mögen Sie, dass wir jetzt dieses Lied singen?“

Ich war beeindruckt von Schwester Helga, die schnell diesen Wandel verinnerlichte und nach wenigen Nachmittagen, an denen ich im Hintergrund dabei war, den Schlüssel zur Beteiligung sicher nutzen konnte. Frau Nitra versuchte immer mal wieder, die Sonderrolle der Kritikerin einzunehmen. Sie war damit allerdings nur noch kurzfristig erfolgreich. Schwester Helga gelang es gut, mit Frau Nitra auf diese neue Weise in Kontakt zu kommen und sie zur Beteiligung einzuladen.

Das Leben in einer Wohngruppe unterscheidet sich maßgeblich vom Leben zu Hause. Menschen, die viele Jahre nach dem Tod ihres Partners allein in ihrer Wohnung gelebt haben, erleben die erste Zeit oft als anstrengend und voller Stress. Dieser Stress kann durch „dürfen“ und

„mögen“ gemildert werden. „Dürfen“ und „mögen“ machen Ja und Nein leichter, sie erlauben eine Wahl. Sie laden ein, mitzubestimmen und sich zu beteiligen. Jemand, der durch die Aussage „Sie dürfen ...“ oder die Frage „Mögen Sie ...?“ oder „Darf ich ...?“ einem anderen Entscheidungsmöglichkeiten eröffnet, begibt sich auf Augenhöhe mit seinem Gegenüber.

Die Begleitung von Menschen, die zunehmend Hilfe in vielen Alltagsbereichen brauchen, ist immer durch ein Machtgefälle gekennzeichnet. Die Helfer scheinen häufig zu wissen, was für denjenigen, dem sie helfen, gut ist. Macht und Machtmissbrauch sind oftmals die Wurzel misslingender Pflegesituationen und für Gewalt an und durch Menschen mit erheblichem Hilfebedarf. Das Wort „dürfen“ kann den anderen ermächtigen. Damit hilft es, die Macht im Alltag zu teilen und achtsame, aufmerksame Begegnung zu ermöglichen.

Mit dem Wort „mögen“ eröffne ich dem anderen die Möglichkeit, seinen Bedürfnissen zu folgen. Dann gewinnen seine eigenen Wahrnehmungen. Sie zeigen sich in Sätzen wie: „Ich mag den Geschmack von Orangen.“ „Ich mag den Geruch von Kaffee.“ „Ich mag dich.“

Im großen Feld der Pflege alter und dementer Menschen entwickelt sich häufig ein Dramadreieck (Täter – Retter – Opfer) aus Mitarbeitenden einer Einrichtung, den Angehörigen eines dementen Menschen und dem dementen Menschen selbst, wobei die Rollen durchaus wechselnde sein können. Die Worte „dürfen“ und „mögen“ helfen, dieses Dreieck aufzulösen und zu erkennen, dass wir alle Beteiligte sind an der Aufgabe, einen Weg menschenwürdig bis zum Ende zu gehen. Gerade ganz am Ende zeigt sich die Stärke dieser Wörter. Sehr häufig begegnen wir der Situation, dass pflegende Mitarbeiter (oft in Absprache mit den Ärzten) erkennen, dass ein Leben zu Ende gehen wird. In vielen Fällen sind Angehörige noch nicht bereit, dies zu akzeptieren, und sehen wiederum ihren Angehörigen als Opfer des Nicht-Handelns der professionellen Helfer.

Dürfen Sterbende nicht mehr essen, dürfen sie nicht mehr trinken? Dürfen sie sich langsam aus dieser Welt zurückziehen? Dürfen sie etwas nicht mehr mögen, einen fetten Braten zum Beispiel? Und dürfen sie etwas anderes umso lieber mögen, Süßigkeiten zum Beispiel? Dürfen sie das auch, wenn es ungesund ist? Dieses sind oft die ersten Zeichen, an denen wir erkennen können, dass die Lebenskraft eines Menschen zu Ende geht.

Natürlich müssen wir, die professionellen Begleiter auf diesem Weg zum Tod, präzise beobachten. Vorschnelle Schlüsse können dazu führen, dass akute und behandelbare Erkrankungen übersehen werden und angemessene Maßnahmen unterbleiben. Schmerzen müssen zwingend und vorrangig behandelt werden. Und doch sollen wir die Frage, ob Antibiotika oder eine Einweisung ins Krankenhaus kurz vor dem Lebensende noch notwendig sind, stellen dürfen. Wir müssen Wege finden, den Sterbenden den Lebensraum zu geben, den sie brauchen. In diesem Lebensraum gelten dann die Maße des Sterbenden. Entsprechend seiner Zeit und seiner Kraft darf er bleiben oder gehen. Wir sind Begleitende. Es ist professionell, sich auf diese Rolle zu beschränken. Mit Lebensraum sind sowohl der örtliche Raum als auch der Zeitrahmen und die zur Ausgestaltung gehörenden pflegerischen, medizinischen und alltagspraktischen Hilfsmittel und Ressourcen gemeint.

Wer mag schon das nahende Lebensende seiner Mutter realisieren, wenn er dazu so aufgefordert wird: „Frau Haas, Ihrer Mutter geht es ganz schlecht. Der Arzt war da. Sie müssen jetzt Ihre Mutter loslassen." Das Bild, das sich mir bei einem solchen Satz zeigt, sieht so aus: Die Mutter hängt über einem Abgrund und die Tochter soll loslassen. Das wird nicht gut gehen. Die Tochter wird eher zum Retter und der Mitarbeiter, der einen solchen Satz sagt, zum Täter. Die arme Sterbende wird zum Opfer. Die Tochter wird somit alle Kräfte mobilisieren, um die Mutter zu retten. Vielleicht wird sie sogar auf einer Einweisung ins Krankenhaus mit der Anlage einer Nahrungs- oder Flüssigkeitssonde bestehen.

Von den vielen Menschen, die ich auf ihrem Weg zum Ende des Lebens beobachten und begleiten durfte, habe ich gelernt, dass Sterben kein Geschehen ist, welches sich an uns ereignet. Wir sterben aktiv, auch dann, wenn es kaum noch eine Bewegung zu beobachten gibt. Frau Haas könnte sich vielleicht eher auf den nahen Tod ihrer Mutter einlassen, wenn der Mitarbeitende so mit ihr spräche: „Frau Haas, wir kennen und begleiten Ihre Mutter schon so lange. – Ich glaube, sie nähert sich dem Ende des Lebens. – Frau Haas, mögen Sie mit jemandem darüber sprechen, dass Ihre Mutter sterben wird?" – Pause – „Können Sie ihr das erlauben?" – Pause – „Darf sie sterben?" – Pause – „Können Sie ihr sagen: Mutter, du darfst sterben?" So ein kurzes Gespräch kann helfen zu erkennen, dass wir, dem Tod nahe, geschehen lassen dürfen, was sich anbahnt. Wir dürfen manchmal Zeugen eines großen Mysteriums werden. Manchmal dürfen wir dabei sein. Kinder und Partner, die das Sterben eines Lieben so erleben durften, fühlen sich häufig reich beschenkt und gehen voll Dankbarkeit und ohne Angst ihren eigenen Weg weiter.

Zum Danken zu finden heißt, eine der großen heilenden Tugenden zu entwickeln. Wer der Dankbarkeit im eigenen Leben bewusst Raum gibt – auch und gerade für schmerzhafte, erschütternde Erfahrungen – ermöglicht sich, in ungeahnter Weise zu wachsen.

Eine achtsame Sprache wirkt auf die innere Haltung

Die alten, die dementen und die sterbenden Menschen weisen uns auf uns selbst zurück. Sie stellen die unausgesprochene Frage nach dem eigenen Sein und dem eigenen Sinn im Leben. Und sie führen uns an den Horizont des mit unseren Sinnen erfahrbaren Menschseins. Damit geben sie uns eine Chance, reif zu werden. Das findet seine Resonanz in der Weise, wie wir sprechen. So helfen sie uns, authentisch und wahrhaftig zu werden für alle unsere Kontakte zu anderen Menschen.

Unsere derzeitigen Betrachtungen des Phänomens der verschiedenen demenziellen Erkrankungen gehen von einer sehr defizitären Sichtweise aus. Ja, es stimmt: Der Mensch mit Demenz verliert zunehmend die Fähigkeit, analytisch zu denken, seine Gedanken zu ordnen und sie in Sprache zu fassen. Ja, wer mit dementen Menschen lebt und arbeitet, gerät an die eigenen Grenzen, erlebt einen Abschied in kleinen Schritten. Der, den wir einmal liebten und kannten, verändert sich und entschwindet in einem Meer des Vergessens. Ja, das ist so. Und doch, wir als Gemeinschaft können lernen, mit diesen Menschen zu leben. Wir können uns von ihnen anregen lassen, neue, achtsame, wache Formen des Kontakts und Miteinanders zu erlernen. Sie animieren uns, unsere Sinne zu schärfen, genau hinzusehen, unser Tempo zu reduzieren, zu entschleunigen.

Wer lernt, die Schrittfolgen seines Denkens und Handelns auf verbalem Weg für den dementen Menschen transparent zu machen, erlebt, dass sie sich leichter anleiten und führen lassen. Begleitende entwickeln mit einer achtsamen Sprechweise zugleich eine neue Haltung zu Menschen, die Hilfe brauchen. Sie profitieren für ihr eigenes Leben, für den Kontakt zu Kindern ebenso wie für das Miteinander in Ehe, Familie und Beruf. Eine wesentliche Voraussetzung dazu ist die Bereitschaft, sich von demjenigen, der unsere Hilfe benötigt, anregen zu lassen. Menschen mit Demenz eröffnen uns neue Perspektiven auf das Leben. Wer die Demut hat, sich von diesen Menschen zu neuen Erfahrungen und Einsichten in die Vielschichtigkeit der Lebenszusammenhänge führen zu lassen, für den wird die Begegnung mit diesen Menschen zum Gewinn. Und Begleiter, die die Tugend der Demut entfalten, werden Menschen mit Demenz immer auf Augenhöhe begegnen. So liegt in diesen Kontakten die Chance für einen Impuls zu einem Wandel unseres gemeinschaftlichen, gesellschaftlichen Miteinanders.

Zenobia Frosch

Wertschätzende Sprache als Führungsinstrument im Pflegemanagement

Wer heute einen Beruf in der Gesundheits- und Krankenpflege wählt, wählt gleichzeitig eine große Herausforderung – und wählt doch einen Beruf, der viel Kreativität und Freude schenken kann.

Ich befasse mich in meinem Beitrag mit Sprache in der Krankenpflege und vor allem im Pflegemanagement in den Kliniken. Pflegemanagement bedeutet für mich alle Handlungen im Kontext der Pflege, um ein definiertes Ziel zu erreichen. Dazu gehören planerische und gestalterische Aufgaben wie die Organisation des Pflegedienstes oder die Organisation eines Bereiches oder einer Station.

Personalführung und Kontrollaufgaben sind weitere Aufgaben im Pflegemanagement. Eine wesentliche Aufgabe ist die kontinuierliche Verbesserung der Pflegekompetenz. Ich selbst habe den Weg von der Krankenschwester bis zur Pflegedirektorin erlebt. Lange Jahre achtete ich zwar auf Formulierungen. Ich achtete jedoch kaum auf die Wörter, welche ich nutzte. Dann lernte ich das Lingva Eterna Sprach- und Kommunikationskonzept kennen. Zuerst war ich skeptisch. Würde das, was ich während meiner Ausbildung zur Lingva Eterna Dozentin selbst erfahren habe, auch in der Krankenpflege und bei meinen Leitungskräften wirken? Würden meine Mitarbeiterinnen und Mitarbeiter die Prinzipien dieses Konzepts anwenden? Mit den darauffolgenden Jahren machte ich die Erfahrung, dass Sprache wirkt – und wie! So wurde Sprache für mich das grundlegende Führungsinstrument.

Mit meinem Beitrag will ich zeigen, wo Sprache im Pflegemanagement und in der Pflege wirken kann. In meinen Beispielen beschreibe ich Erfahrungen mit der Geschäftsführung bis hin zu Ausbildungssituationen mit Praxisanleitern.

Das Selbstverständnis der Pflegekräfte

Das Selbstbild der Mitarbeitenden in der Pflege hat viele Prägungen. Zwei elementare Prägungen werde ich beschreiben. Interessant ist, dass sich diese Prägungen in einem kollektiven Bewusstsein der pflegerischen Mitarbeiter zeigen. Auf der einen Seite wissen diese um ihre wesentliche Aufgabe in der Versorgung von kranken Menschen. Denn nur mit den Mitarbeitern der Krankenpflege kann eine Klinik funktionieren. Pflegekräfte sind

24 Stunden am Tag da. Sie arbeiten am Tag und in der Nacht. Sie sind am Wochenende da und auch an den Feiertagen.

Die andere Betrachtungsseite nenne ich das „Selbstbekenntnis“ der Pflegekräfte. Diese fühlen sich gering geachtet, sie schenken sich selbst kaum Wertschätzung und Achtung. In vielen Gesprächen mit meinen Mitarbeitern hörte ich Sätze wie „Wer sind wir denn schon“ oder „Mir ist nur wichtig, dass es dem Patienten gut geht“ oder auch „Wir sind hier doch nur die Ausführenden, wen interessiert es, wie es uns geht.“

Mitarbeiter in Pflegeberufen geben sich im Kollektiv ein negatives Selbstbekenntnis. Sie fühlen sich oft hilflos und sprachlos. Damit meinen sie, dass sie keine Anerkennung und Wertschätzung von Vorgesetzten, anderen Berufsgruppen oder auch von Patienten und deren Angehörigen erfahren. Die geringe Achtung vor dem Beruf des Gesundheits- und Krankenpflegers findet sich selbst bei denen, die diesen Beruf ausüben.

Mit Sprache Selbstbewusstsein entwickeln

Ich habe erfahren, dass Menschen, die in der Pflege arbeiten, Achtung und Wertschätzung erlangen können. Doch dafür müssen sie etwas tun. Das aktive Tun liegt bei ihnen selbst. Sie können dies wirksam tun, indem sie ihre Sprache achtsam weiterentwickeln.

Wir transportieren mit Sprache Botschaften. Diese Botschaften wirken in unsere Beziehungsarbeit. In die pflegerische Tätigkeit mit dem Patienten, in die Zusammenarbeit mit den anderen Berufsgruppen und in die Zusammenarbeit innerhalb unserer eigenen Berufsgruppe. Wir zeigen damit Aufmerksamkeit, Achtung und Wertschätzung. Mit einer guten Wortwahl, einer richtigen Grammatik und der einen oder anderen Pause an der richtigen Satzposition verbessern wir unsere Sprache. Damit entwickeln wir ein neues Selbstbild und Selbstverständnis für den Pflegedienst.

Das Lingva Eterna Sprach- und Kommunikationskonzept ruht auf drei Säulen: Dies sind die Präsenz des Sprechers, die Klarheit der Botschaft und die fundamentale Wertschätzung des Gesprächspartners. Was das bedeutet und wie Sie das in Ihrem beruflichen Alltag sprachlich umsetzen können, erläutere ich im Folgenden.

Als Führungskraft Präsenz zeigen

Präsenz steht für die Persönlichkeit des Sprechers und für seine Ausstrahlung. Im täglichen Miteinander, in Sitzungen und zahlreichen Gesprächen tauschen wir Informationen aus, doch gehen diese häufig am Angesprochenen vorbei. Der Angesprochene ist mit seiner Aufmerksamkeit in seinem eigenen Denken und Handeln. Oft beurteilen wir das als Ignoranz unseres

Gesprächspartners, doch haben wir es lediglich versäumt, erst eine direkte Kontaktaufnahme zu diesem herzustellen und dann das Anliegen anzusprechen.

Mit vollständigen Sätzen Missverständnisse vermeiden

Oft bemerkte ich bei meinen Rundgängen über die Stationen diese Kommunikation: „Marion, Doku! Tabletten! Infusion, Frau Meier, o. k.!? Wer - Frühstück?“

Bekommen wir mit diesen Wörtern Informationen? Sind diese Wörter klar? Sind die Personen präsent? Ich meine, diese Wörter lassen viel Raum für Interpretationen. Was ist gemeint mit „Marion, Doku“? Soll Marion noch die Dokumentation machen? Soll sie den Dokumentationsbogen zu jemand bringen oder soll sie im Computer eine neue Dokumentation anlegen? Ist der oder die Auftraggeberin klar?

Meine Mitarbeiter waren überrascht, als ich sie darauf ansprach. Ihre Begründung für diese kurzen einzelnen Wörter war, sie würden sich schon verstehen, „man“ wisse schließlich von was „man“ rede. Eine Mitarbeiterin meinte später, manchmal interpretiere „man“ eben. Es ginge ja nicht um die Person, sondern um die Situation. Auch hier zeigt sich wieder das geringe Selbstbewusstsein der pflegerischen Mitarbeiter.

Ich bot meinen Mitarbeitern eine Übung an und lockte sie mit einem verheißungsvollen Satz, den Mechthild von Scheurl-Defersdorf einmal in einem Seminar dargelegt hatte: „Halbe Sätze – halbes Glück. Ganze Sätze – ganzes Glück." Eine Mitarbeiterin fragte, wie ich dies meinte. So wählte ich den Satz: „Infusion, Frau Meier, o. k." Ich bat mehrere Mitarbeiterinnen, diese Worte in einen Satz zu fassen. Diese Sätze kamen dabei heraus:

„Die Infusion von 14 braucht noch eine halbe Stunde."

„Herr Dr. Müller hat die Infusion bei der Galle abgesetzt."

„Du warst gerade im Zimmer. Hast du nach der Infusion gesehen – sie getauscht?"

Ich fragte nach, welcher Satz nun der richtige Satz für die Situation sei. Es war die letzte Variante. Danach blickte ich in fragende Augen. So viele Interpretationen gab es zu diesen einzelnen Wörtern. Ich bot den Mitarbeitern eine sprachliche Alternative an. Dafür wählte ich die schöne Anrede „Du", wir signalisieren damit unsere Hinwendung zum anderen. Ich ließ die Mitarbeiter folgenden Satz sagen: „Monika – du warst bei Frau Meier. Hast du ihre Infusion gewechselt?"

Die Mitarbeiter waren überrascht, wie eindeutig der Satz war. So wollten sie auch für die anderen Sätze Alternativen entwickeln.

Aus der Infusion von Zimmer 14 wurde: „Die Infusion von Frau Meier in Zimmer 14 braucht noch eine halbe Stunde."
Die abgesetzte Infusion der Galle wurde zu: „Herr Dr. Müller hat heute in der Visite bei Frau Meier die Infusion abgesetzt."
Wir übten noch mit anderen Beispielen.
„Wer – Frühstück?" Daraus machten wir: „Ich gehe jetzt in die Frühstückspause? Wer kommt mit?"
Das bewusste Sprechen in ganzen Sätzen schafft Präsenz und gibt Klarheit. Jeder weiß, woran er ist.

Wer ist „man"?

Präsenz beinhaltet noch einen anderen Aspekt. Er zeigt sich deutlich in der Antwort meiner Mitarbeiter auf meine erste Frage nach der Interpretation. Sie antworteten mit „man". Man wisse, man verstehe. Sätze mit „man" gibt es oft. Als ich weiter nachfragte, wer denn hier auf dieser Station „man" sei, meinte eine Mitarbeiterin, das ganze Team sei damit gemeint. Eine andere Kollegin hörte dies. Sie war irritiert, denn sie wollte nicht zu diesem „man" gehören. Bei Sätzen mit „man" fehlt jede Aussage darüber, wer gemeint ist. Hinzu kommt, dass oft die Möglichkeitsform des dazugehörenden Verbs genutzt wird, z. B. sollte, müsste, könnte. Ein Satz mit „man" übermittelt mehrere

Botschaften. Alle Beteiligten werden ungefragt zu einer Meinungsgruppe zusammengefasst. Die Identität des Einzelnen schwindet. Mit dem „man“ versteckt sich der Sprecher hinter der Allgemeinheit. Es bleibt unklar, wer der Handelnde ist.

Eine andere Botschaft signalisiert die Scheu vor konkreten und damit nachvollziehbaren Handlungen. Sätze mit „man“ sind meist wirkungslos. Alles bleibt, wie es ist. Mitarbeiter wünschen sich Sicherheit und Klarheit. Sie wünschen sich auch Vorgesetzte, welche zu ihren Aufgaben stehen. Aufforderungen oder Hinweise, die Vorgesetzte mit „man“ formulieren, zeugen von Bedeutungslosigkeit, Inkompetenz und Unsicherheit.

Zu meiner Aufgabe als Pflegedirektorin gehört auch die Teilnahme an vielen Sitzungen und Besprechungen. Ich erinnere mich gut an eine Sitzung des Gremiums für das Qualitätsmanagement.

Die Qualitätsmanagementbeauftragte berichtete über die aktuelle Situation der Projekte im Qualitätsmanagement. Kaum ein Projekt hatten die dafür Zuständigen bisher begonnen oder zu Ende gebracht. Es zeigte sich in der folgenden Situation, dass sich die anwesenden verantwortlichen Personen für ihren Auftrag nicht angesprochen fühlten. Mich beschäftigte das. In den darauf folgenden Sitzungen hörte ich mit meinem „Sprachohr“ der Kommunikation zu. Ich vernahm Sätze

wie: „Also das muss man jetzt machen." Oder: „Das sollte jetzt gemacht werden, man müsste das mal erheben, das könnte ja mal das Controlling machen."
Der Geschäftsführer äußerte seine Gedanken darüber, was alles zu tun sei, jedoch sprach er keine der anwesenden Personen direkt an. Die Sitzungsteilnehmer nahmen ihren Auftraggeber, also den Geschäftsführer, als unsicher und inkompetent wahr. Ich hörte Aussagen, die Zweifel an der Zielorientierung des Geschäftsführers ausdrückten.
Ich hatte in dieser Zeit meinen Jour Fix mit dem Geschäftsführer. Plötzlich sprach mich mein Chef auf das Thema geänderte Organisation von Feierlichkeiten an: „Frau Frosch, haben Sie nicht zugehört. Ich meine, das sollte man jetzt auch mal machen."
Ich fragte meinen Chef, um was es genau ginge. Er war überrascht und schockiert. „Na, um die Feierlichkeiten", war seine Antwort. Mir war immer noch nicht klar, was er meinte, so fragte ich weiter nach. „Nun, Frau Frosch, wäre das nicht etwas für Sie, diese Feierlichkeiten zu organisieren?" Ich fragte meinen Chef, ob dies eine rhetorische Frage oder ein Arbeitsauftrag sei. Danach änderte mein Chef seinen Satz: „Frau Frosch, Sie werden ab diesem Jahr die Feierlichkeiten organisieren. Die Rahmenbedingungen sind ..." Das war eine klare und präzise Aufforderung. Ich wusste nun, was ich zu tun hatte.[29]

[29] Auf die korrekte Verwendung der verschiedenen Satzarten gehe ich im Abschnitt „Die richtige Satzart wählen", Seite 222ff., näher ein.

Ich entschied mich, meinen Chef jetzt – in dieser Situation – auf die Qualitätsmanagementsitzung anzusprechen. Auch er war unglücklich über die mangelnden Ergebnisse. Es war ihm nicht bewusst, dass er in der Sitzung kaum präsent und klar wirkte. Auch wollte er in der Sitzung keine konkreten Aufträge an die Sitzungsteilnehmer geben. Ich sprach ihn dann auf die Ziele des Unternehmens an, hier war das Qualitätsmanagement ein elementares Instrument zur Zielerreichung. Die Unternehmensleitung hatte bereits zehn große Ziele definiert. Wir entwickelten die folgende Idee. Er würde in der kommenden Sitzung klar und eindeutig zu den Zielen des Unternehmens sprechen. Die Auftragserteilung würde dann die Qualitätsmanagementbeauftragte machen, mit der ich das Weitere hierzu besprechen sollte.
Im Jour Fix mit unserer Qualitätsmanagementbeauftragten sprach ich dann die Klärung mit dem Geschäftsführer für die nächste Qualitätsmanagementsitzung an. Frau Engel nahm die Änderung dankbar auf. Ich bot ihr den sprachlichen Tipp an, die Sitzungsteilnehmer direkt mit Namen anzusprechen und dann den Arbeitsauftrag klar und eindeutig zu formulieren. Ich wählte dieses Beispiel: „Man müsste mal die Anzahl der Beschwerden erfassen und konkretisieren."
Präziser ausgedrückt lautete der Auftrag nun: „Frau Bauer, wir brauchen zukünftig einen Überblick über die

Anzahl unserer Beschwerden. Auch wollen wir wissen, welche Beschwerden wir haben und wie häufig diese Beschwerden sind. Ich bitte Sie, erstellen Sie eine Tabelle, in welcher Sie alle Beschwerden erfassen. Werten Sie die Beschwerden nach Häufigkeit aus. Bitte präsentieren Sie uns das Ergebnis in der Sitzung im Oktober. Der Termin ist der ..."

Für Frau Engel, die Qualitätsmanagementbeauftragte, war es zunächst ein großer Schritt, so konkret und deutlich zu werden. Ich gab ihr den Tipp, sich zu jedem Arbeitsauftrag eine Notiz mit den wesentlichen Punkten zu machen, auch vorbereitend für das Protokoll.

So kam die nächste Sitzung. Mein Chef gab eindeutige und klare Hinweise zu den Zielen des Unternehmens. Er leitete dann über zu den Arbeitsaufträgen. Dann informierte er uns, dass nun die Qualitätsmanagementbeauftragte mit den Arbeitsaufträgen weitermachen werde. Frau Engel artikulierte sicher jeden einzelnen Arbeitsauftrag – so, wie wir es geübt hatten.

Die Sitzungsteilnehmer waren überrascht. Mit der Zeit waren sie engagiert am Sitzungsgeschehen dabei. Nach der Sitzung waren sich die Sitzungsteilnehmer einig, dass es eine „super" Sitzung war – sie sei klar und konkret gewesen. Alle wüssten nun, woran sie seien. Jeder nahm den Geschäftsführer wie auch die Qualitätsmanagementbeauftragte als präsent wahr.

Arbeitsaufträge höflich, klar und konkret formulieren

Ein ähnliches Beispiel für eine schwache Führungskraft ist der Stationsleiter, Herr Drechsler Ich bekam viele Klagen über diesen Mann. Er sei unverbindlich, mache nichts, den könne man eh vergessen. Er wisse selbst nicht, was er wolle. Diese und noch viele andere Aussagen äußerten die Mitarbeiter seines Teams und auch die Stationsärzte.

Im Gespräch bei mir wirkte der Stationsleiter nervös, jedoch gut vorbereitet. Ich wunderte mich über diese Rückmeldungen. So nahm ich gern die Einladung zu einer Teamsitzung seiner Station an. Die Sitzung fand in einem winzigen Räumchen statt – die Mitarbeiter saßen auf Tischen, Hockern, Stühlen und anderen Dingen, auf die Menschen sich setzen können. Herr Drechsler begrüßte seine Mitarbeiter, dann begann er mit dem ersten Punkt: Informationen aus der Krankenhausleitung. Er informierte in der folgenden Weise: „Also man hat beschlossen, dass die Preise in der Cafeteria erhöht werden. Dann soll wohl im Sozialdienst Personal eingestellt werden."

Das Team wurde unruhig, und Herr Drechsler wirkte unsicher. In den nächsten Punkten ging es um Themen der Station. Ein Thema war die Ordnung auf der Station. Herr Drechsler sagte folgenden Satz zu seinen Mitarbeitern: „Und auf der Station, da müsste auch mal aufgeräumt werden. Nächste Woche könnte Audit sein, da sollte doch jemand den Apothekenschrank durchschauen."

Ein Tumult entstand, die Mitarbeiter waren ärgerlich über die Preiserhöhungen für das Essen in der Cafeteria. Sie fragten nach der Besetzung der Stelle im Sozialdienst. Zum Thema Ordnung meinten die Mitarbeiter, dies hätten sie jetzt schon so oft gehört. Herr Drechsler war zum Ende der Teambesprechung schweißgebadet. Die Sitzung selbst beendete seine Stellvertretung.

Beim nächsten Regeltermin mit Herrn Drechsler sprach ich ihn auf die Teambesprechung an. Er konnte sich selbst nicht erklären, warum die Mitarbeiter so reagierten. Ich fragte Herrn Drechsler, ob er Lust auf ein kleines Rollenspiel mit mir hätte – ich wolle ihm einen sprachlichen Tipp geben. Dieser Tipp helfe ihm, klarer und präsenter zu werden. Herr Drechsler äußerte, dass er nicht präsent werden wolle – er wolle eine vernünftige Teambesprechung machen.

Er nahm mein Angebot an, jedoch nur in Anwesenheit der Mitarbeitervertretung. Das war eine neue Situation für mich.

So kam er drei Tage später mit drei Mitarbeitervertretern. Ich informierte alle vier Personen kurz über das Lingva Eterna Sprach- und Kommunikationskonzept und meine Arbeit auf der sprachlichen Ebene. Ich bot Herrn

D. eine Übung mit einem der Mitarbeitervertreter an. Die beiden anderen Personen sollten zuhören und dann Rückmeldung geben. Ich bat Herrn Drechsler, seinem Gesprächspartner die Informationen aus der Krankenhausleitung mitzuteilen und das Thema Ordnung anzusprechen. Danach fragte ich die beiden anderen Mitarbeitervertreter, wie sie die Aussagen des Stationsleiters wahrgenommen hatten. Vorsichtig und behutsamen gaben sie Rückmeldung. Ja, es sei Information da. So ganz könnten sie diese nicht einordnen. Dann bot ich Herrn D. an, seine Informationssätze sprachlich zu verändern. Ich wählte diesen Satz: „Also man hat beschlossen, dass die Preise in der Cafeteria erhöht werden. Dann soll wohl im Sozialdienst Personal eingestellt werden."

Herr Drechsler sollte jetzt Folgendes zu den Mitarbeitervertretern sagen: „Die Krankenhausleitung hat zum 1. April beschlossen, dass die Preise für das Essen in der Cafeteria erhöht werden. Die Preiserhöhung kommt aufgrund der gestiegenen Preise für die Lebensmittel zustande. Im Sozialdienst wird es eine zusätzliche Stelle geben. Sie wird für die Palliativstation sein. Grund hierfür sind die neuen gesetzlichen Anforderungen für Palliativstationen."

Herr Drechsler wiederholte die beiden Sätze. Die Rückmeldungen der Zuhörer dazu lauteten: „Jetzt ist es viel konkreter, und es gab Zusatzinformationen. Das war jetzt viel logischer und somit nachvollziehbar."

Herr Drechsler war überrascht. Ich fragte ihn, ob er bemerkt habe, was sprachlich entscheidend anders war. Er wurde wieder unsicher. Daraufhin bat ich ihn, einen weiteren Punkt aus seiner Teambesprechung als Beispiel nehmen zu dürfen. Er stimmte zu und auch die Mitarbeitervertreter waren neugierig. Ich wählte das Beispiel mit dem Apothekenschrank: „Da soll mal jemand nach dem Apothekenschrank schauen."

Ich formulierte den Satz folgendermaßen um: „Nächste Woche wird das Probeaudit durchgeführt. Mir ist es wichtig, dass der Apothekenschrank sortiert und aufgeräumt ist. Sabine, du bist die Verantwortliche für den Apothekenschrank. Bitte kontrolliere den Apothekenschrank auf Sauberkeit und Ordnung. Ich danke dir."

Herr Drechsler grinste. Ja, genau so hätte er es gemeint. Doch er ging davon aus, dass seine Aussagen deutlich waren und alle ihn verstehen würden. Ich fragte dann die Mitarbeitervertreter. Waren meine Sätze klar? Sie bejahten. Waren meine Sätze wertschätzend? Auch dies bestätigten die Zuhörer. Ein Mitarbeitervertreter meinte, im Grunde sei es eine höfliche, klare und konkrete Ansage. Ich hätte damit kompetent und sicher gewirkt. Sie hätten alle genau verstanden, was gemeint war. Herr Drechsler hatte sich dieses Ansprechbeispiel aufgeschrieben – er wollte zu Hause auch die anderen Punkte der letzten Besprechung in diesem Sinne präzisieren.

Mehrere Monate später hatte ich nochmals die Gelegenheit, bei einer Teambesprechung dabei zu sein – allerdings auf einer anderen Station von Herrn Drechsler Sie fand in einem großen Besprechungszimmer statt, es war aufgeräumt und alle hatten Platz. Die Sitzung fing an und Herr Drechsler begann mit dem ersten Punkt der Tagesordnung.

Er sprach in der Ich-Form und informierte klar und eindeutig. Er führte souverän durch die Sitzung. Die Mitarbeiter fragten nach, doch die Situation war ruhig und gelassen. Später lobte ich Herrn Drechsler für die angenehme Teamsitzung – er strahlte Zuversicht und Gelassenheit aus. Im Gespräch meinte er, welch große Wirkung diese sprachliche Veränderung auf sein Team und auch ihn hätte. Er fühle sich sicher, denn er führe jetzt die Sitzung. Dabei hätte er bemerkt, dass seine Mitarbeiter ihm auch besser folgen können, wenn die Räumlichkeiten die erforderliche Größe für seine Stationsteams hätten. So hätte er die Dame der Raumplanung angesprochen, ob es möglich sei, für die Zeit der Teambesprechung einen großen Raum zu bekommen. Monate später hatte ich ein Gespräch mit dem Chefarzt dieser Abteilung. Er fragte mich, was ich mit Herrn Drechsler gemacht hätte. Er hätte das Gefühl dieser

Mann sei gewachsen. Ich freute mich über diese Einschätzung, denn es stimmt: Mit Sprache wachsen wir – an uns.

Von sich selbst in der Ich-Form sprechen

Gerade im Pflegemanagement braucht es Sicherheit, Kraft und Stärke. Will ich erfolgreich und eigenverantwortlich sein, so kann ich dieses auch auf der sprachlichen Ebene tun. Geht es um meine Meinung oder will ich einen Auftrag erteilen, so sage ich diesen Satz oder diese Aufforderung in der Ich-Form. Damit stärke ich meine Position und ich werde damit präsenter. Ich nahm diesen Aspekt auch mit in mein Seminar mit den Praxisanleitern. Bei den täglichen pflegerischen Tätigkeiten und der dabei genutzten Kommunikation wird oft nur in einer Sprache gesprochen, welche abgehackt und unvollständig wirkt – „ist schon weg" oder „ist da". Fehlt das „Ich" im Satz, kommt der Sprecher in seinem eigenen Denken nicht vor. Damit schwächt er seine Präsenz, seine Mitmenschen nehmen ihn oder sie kaum wahr.

Gleiches gilt für die Ansprache mit dem Namen. Indem wir den Namen nennen, zum Beispiel Frau Müller, zeigen wir Wertschätzung. Die Wertschätzung ist von grundlegender Bedeutung. Sie ist eine der drei Säulen des Lingva Eterna Konzepts. Vielleicht kennen Sie diese

Sätze: „Der Appendix ist in seinem Zimmer." „Die Prostata ist nach Hause gegangen." Gewandelt klingen die Sätze dann so: „Frau Müller ist in ihrem Zimmer." „Herr Löw ist nach Hause gegangen." Besonders lustig fanden meine Praxisanleiter in einem Seminar das Telefonbeispiel. Das Telefon der Stationsleitung und Praxisanleiterin Sandra klingelt, sie meldet sich mit: „Station 23, wer da?" Oder mit: „Station 23, Sandra, hallo." Wie anders klingt es, wenn der Anrufer diese Ansage hört: „Guten Tag, ich bin Sandra Fuchs, Leitung der Station 23."

Für meine Praxisanleiter war es eine ganz neue und schöne Erfahrung, bewusst „ich" sagen zu dürfen. Wir übten dann im Seminar das „Ich". Ich darf auch „ich" sagen. Und andere Personen nenne ich bei ihrem Namen: „Ich bin seit 8 Uhr da. Louise wird um 10 Uhr zur Besprechung kommen."

Dazu hat sich eine lustige Situation ergeben. In der Zeit des Seminars mit den Praxisanleitern liefen parallel die Prüfungsvorbereitungen für den Examenskurs. Alle Schüler hatten sich für einen Arbeitsplatz bei uns in der Klinik beworben. Dazu brauchten sie einen Termin für ein Vorstellungsgespräch bei mir. Meine Sekretärin wunderte sich in der nächsten Zeit über folgende Anrufe:

„Ich bin Theresa Miller und ich bitte Sie um einen Termin bei Frau Dr. Frosch. Der Termin ist für mein Vorstellungsgespräch."

All die Jahre davor formulierten die Schüler ihre Terminwünsche oft ganz anders. Später fragte ich bei den Praxisanleitern nach – sie erzählten mir, dass sie bewusst am Telefon das „Ich“ geübt hätten. Die Schüler und Schülerinnen hatten es ohne besonderen Hinweis einfach übernommen und setzen es jetzt ein.

Tipp

Überprüfen Sie Ihre Aussagen immer wieder mit Reflexionsfragen. So finden Sie heraus, was Sie wirklich sagen wollen. Dann wird es Ihnen gelingen, Ihr Anliegen entsprechend zu formulieren. Ich gebe Ihnen zwei Beispiele:

„Ich, ja.“ → „Ich bin da.“

Wie bringe ich meine Präsenz in das Gespräch ein? Wie sind meine Sätze? Sage ich „ich“? Wie spreche ich mit meinen Mitmenschen? Spreche ich sie mit Namen an?

„Man müsste mal wieder die Statistik anschauen.“ → „Frau Meier, bitte stellen Sie die Daten xy zusammen.“

Bin ich konkret? Strahle ich Sicherheit aus? Wann sage ich „man“? Bemerke ich es? Wie gebe ich Arbeitsaufträge an meine Kollegen und Mitarbeiter?

Mit Aktivsätzen Eigeninitiative und Engagement fördern

In der Pflege und im Pflegemanagement gibt es viele Aufgaben und Pflichten. Jeder Aufgabe braucht ihre Zeit, manche Managementaufgabe braucht eine intensive Vorbereitung, Patienten und Angehörige wünschen sich Zeit für ein Gespräch. Und dann gibt es unzählige Aufgaben neben der eigentlichen Pflege der Patienten, des eigentlichen Managens: administrative Tätigkeiten, Tätigkeiten in Projekten und Arbeitsgruppen, Repräsentanzpflichten und vieles mehr.

Viele Pflegemanager fühlen sich heute überfordert. Dies äußert sich oft in Klagen – Klagen über die große Arbeitsbelastung, Klagen über unmotivierte, faule und freche Schüler, Klagen über unfähige Mitarbeiter und nervige Angehörige sowie fordernde Abteilungsleiter. Viele Leitungskräfte fühlen sich als Opfer äußerer Umstände. Sie fühlen sich ungerecht behandelt, oft schlicht übergangen. Das alles hat viel mit Sprache zu tun. Sprache beeinflusst unser Empfinden und unsere Handlungsweise und auch das unserer Gesprächspartner. So nutzen wir zum Beispiel in unserer Sprache häufig den Passivsatz. Passivsätze hemmen die Aktivität. Der bewusste Gebrauch von Aktivsätzen dagegen ist ein wesentlicher Schlüssel zu mehr Eigeninitiative und Engagement. Warum ist das so?

Lassen Sie uns die Rolle einer Leitungskraft übernehmen. Lesen Sie laut diese beiden Passivsätze:
„Jetzt wird Pause gemacht!“ „Das wird jetzt so umgesetzt!“ Wie groß ist Ihre Motivation, Pause zu machen oder die neue Dienstplanung umzusetzen?
Lesen Sie nun im Vergleich dazu diese beiden Aktivsätze:
„Marie und Anna, es ist 9 Uhr. Ihr seid die erste Gruppe. Bitte macht jetzt Pause. Ich wünsche euch einen guten Appetit.“
„Station 12 testete die neuen Arbeitszeiten. Sie gab ein positives Votum für die neuen Arbeitszeiten. Die Geschäftsführung und die MAV haben nun die Vereinbarung für die neuen Arbeitszeiten unterschrieben. Die neuen Arbeitszeiten gelten ab dem 1. April. Bitte setzen Sie die neuen Arbeitszeiten jetzt in den Dienstplänen um. Ansprechpartner sind bei Fragen Herr Lux von der Personalabteilung und Frau Birger von der Pflegedirektion. Ich wünsche Ihnen gutes Gelingen.“
Verändert sich Ihre Motivation? Welche Formulierung macht es den Mitarbeitern und Führungskräften leichter?
Aktiv und Passiv beschreiben verschiedene Blickwinkel eines Geschehens. Im Aktivsatz steht der Handelnde im Mittelpunkt und ist daher das Subjekt des Satzes. Im Passivsatz ist es andersherum. Da steht der Betroffene

im Mittelpunkt. Darum ist er das Subjekt des Satzes.

Ein Beispiel dazu:

Die Chefin spricht mit der Mitarbeiterin. → Aktiv ist die Tatform. Die Chefin handelt, sie ist hier die aktive und gestaltende Person.

Mit der Mitarbeiterin wird gesprochen. → Passiv ist die Leideform. In Passivsätzen lasse ich den Urheber/den Handelnden völlig aus und konzentriere meine Aufmerksamkeit ganz auf den Vorgang bzw. den Betroffenen.

Eine Formulierung im Passiv hat eine gänzlich andere Wirkung als die Satzkonstruktion im Aktiv. Die Chefin kommt im Passivsatz nicht mehr vor. Doch ist sie es, welche mit der Mitarbeiterin sprechen wird. Im Passivsatz wird nicht klar, warum sie mit der Mitarbeiterin sprechen soll und warum die Mitarbeiterin zum Gespräch kommen soll. Führungskräfte wundern sich oft über die passive Haltung ihrer Mitarbeiter, während sich die Mitarbeiter über die Ignoranz ihrer Führungskräfte wundern.

Noch ein anderes, Ihnen vielleicht bekanntes Beispiel. Sicher kennen Sie diesen Satz: „Der Spätdienst wurde getauscht." Oder diesen Satz: „Frau Meier wurde in den OP gebracht." Wir wundern uns in der Pflege über mangelnde Wertschätzung und Anerkennung? Über die Frage nach der Kompetenz? Gerade wir Führungskräfte haben darauf Einfluss. Diesen Einfluss bewirken wir auch in der Sprache.

Zum einen sind wir ein sprachliches Vorbild. Wir prägen unsere Mitarbeiter und auch unsere Patienten durch unseren Sprachgebrauch. Zum anderen können wir die Menschen, welche uns umgeben, durch einen achtsamen Umgang mit der Sprache aktivieren und motivieren – oder anders: mit Sprache führen.

Wie wohlklingend hört sich die aktive Variante der beiden Sätze an: „Monika tauschte den Spätdienst“ und „Ich brachte Frau Meier in den OP.“

Der Gebrauch von Aktiv- und Passivsätzen beeinflusst uns. Aktivsätze geben uns Aktivität mit auf den Weg. Gerade für Führungskräfte ist es wichtig, aktiv zu sein. Wenn sie aktiv sind und aktive Sätze gebrauchen, können sie umso leichter aktive Mitarbeiter entwickeln. Die eigene Sprache wirkt auf das eigene Denken und Handeln. Ich weiß, es ist für uns eine Herausforderung, eine lange praktizierte Sprache zu wandeln. Ein erster Schritt bietet sich bei allen schriftlichen Arbeiten an – bei einem Protokoll beispielsweise oder beim Verfassen von E-Mails. Hier haben Sie Muße, Ihre Sätze in Ruhe zu lesen. Sie können sich fragen, wer ist Handelnder? Was geschieht als Folge davon mit der Motivation?

Die eigene Sprache wirkt bei unseren Gesprächspartnern, und mit Resonanz kommt sie zu uns zurück. Damit beeinflusst sie unser eigenes Denken und Handeln. Fragen Sie sich: Bin ich aktiv gestaltend oder werde ich gestaltet? Sprache bestimmt unsere ganze Persönlichkeit. Hören Sie selbst einmal zu, wie Sie erzählen und von sich sprechen. Ich ertappe mich noch heute dabei, wie immer wieder das Passiv zum Vorschein kommt. Meine Studenten fragten kürzlich nach der Klausur. Ich antwortete: „Die Klausur wurde in den Onlinecampus eingestellt.“ Um meine Kompetenz und Autorität nicht zu verstecken, muss es richtig heißen: “Ich habe die Klausur im Onlinecampus eingestellt.“

Ich biete Ihnen jetzt eine Übung zum Aktiv an – getreu dem Motto „Übung macht den Meister“. Aktiv kann von jetzt an zu Ihrer inneren Haltung werden:

1. Achten Sie in den nächsten Tagen auf Passivkonstruktionen. Wie oft und in welchen Zusammenhängen sprechen Sie im Passiv?
2. Können Sie den Satz umformulieren?
3. Gibt es einen Handelnden?
4. Wer ist der Handelnde? Bin ich es?
5. Wie aktiv führe ich?
6. Gestalte ich meine Führung? Weiß ich, wohin ich will? Oder gleite ich dahin und füge mich dem, wohin ich geführt werde?

Mitarbeiter mit klaren Botschaften führen

Klarheit in der Sprache hat eine besondere Bedeutung im Pflegedienst. Oft haben wir es mit verwirrten Patienten zu tun, diese brauchen eine klare Ansprache. Nur dann werden sie sich gut von uns führen lassen. Ein Blick auf das Risiko- und Fehlermanagement in Kliniken zeigt, wie häufig Missverständnisse vorkommen – Übertragungsfehler in der Dokumentation, falsche Maßnahmen oder fehlerhafte Informationen. In der Pflege Tätige, die mit vielen anderen Berufsgruppen zusammenarbeiten und oft mit schwerkranken Patienten zu tun haben, brauchen Klarheit in ihrer Sprache. Dies gilt auch für das Pflegemanagement.

Oft ist es jedoch ganz anders, manchmal scheuen wir uns davor, klar und konkret zu sein. Damit werden wir angreifbar. Sind wir angreifbar, so müssen wir die von uns verordneten Maßnahmen begründen – und wer begründet schon gerne zum Beispiel Einsparungen. Wer seine Mitarbeiter achten, respektieren und ihnen Sicherheit schenken will, formuliert auch unbequeme Entscheidungen klar und verständlich. Begründungen erübrigen sich dann oft von alleine.

Mit der Klarheit der Sprache ist die Klarheit der Botschaft verbunden. Es geht dabei um eine achtsame und bewusste Wortwahl und um Kongruenz. Sage ich das, was ich meine? Wie spreche ich? Formuliere ich klar und prägnant?

Wörter werden häufig bewusst und unbewusst eingesetzt, um im Gegenüber eine bestimmte Reaktion zu erzeugen; darüber hinaus spiegeln sie unser Denken wider. Sie geben gleichzeitig auch Aufschluss über die innere Haltung des Sprechers. Menschen haben feine Antennen. Sie nehmen neben den Wörtern auch den Tonfall wahr. Und sie nehmen auch das zwischen den Zeilen Gesagte wahr. Unbewusst prüfen Menschen, ob die Aussage wahrhaftig so gemeint ist oder ob es nur ein Versuch ist, mit schönen Wörtern zu manipulieren.

Die richtige Satzart wählen

Stellen Sie sich folgende Situation vor: Es ist kurz vor einer wichtigen Besprechung. Sie prüfen Ihre Dokumente für die Sitzung auf Vollständigkeit. Dann bemerken Sie, dass Kopien einer wichtigen Entscheidungsvorlage fehlen. Sie fordern nun Ihre Sekretärin auf, Kopien anzufertigen. Sie haben mehrere Optionen, Ihre Sekretärin um die Kopien zu bitten:

„Würden Sie bitte die Kopien von Dokument x machen."

„Könnten Sie mal kurz die Kopien hier machen?"

„Können Sie die Kopien von Dokument x machen?"

„Da fehlen Kopien."

„Da müssen Kopien gemacht werden."

„Keiner achtet auf die Kopien. Immer muss ich das machen."

„Ich bin beschäftigt und erwarte eine entsprechende Vorbereitung."

„Es ist immer das Gleiche. Wer macht hier jetzt die fehlenden Kopien?"

„Machen Sie jetzt schnell die Kopien anstatt diesen Kram hier."

„Frau Roth, ich habe gerade meine Sitzungsmappe durchgearbeitet. In 15 Minuten beginnt die Sitzung. Ich brauche für TOP 2 der Sitzungsunterlagen zehn Kopien. Bitte kopieren Sie mir jetzt die Vorlage zu TOP 2. Bringen Sie mir die Kopien bitte ins Sitzungszimmer."

Welche der zehn Varianten hat nach Ihrem Gefühl die größte Chance auf Erfolg? Lesen Sie jede Aussage zweimal laut. Spüren Sie der Wirkung des jeweiligen Satzes nach.

Unsere Sprache kennt drei Satzarten:

Den *Aussagesatz* – Frau Roth schreibt ein Zeugnis. Wir beschreiben mit Aussagesätzen Begebenheiten und Sachverhalte. Dazu geben wir Informationen weiter. Wir senken bei Aussagesätzen am Ende des Satzes unsere Stimme.

Den *Aufforderungssatz* – Frau Roth, bitte schreiben Sie das Zeugnis von Herrn Müller! Am Satzende steht ein Ausrufezeichen. Unsere Stimme klingt bestimmt. Die

Satzmelodie geht dabei am Ende leicht herunter.

Den *Fragesatz* – Frau Roth, schreiben Sie das Zeugnis von Herrn Müller? Am Ende des Fragesatzes steht ein Fragezeichen. Die Stimme geht am Satzende nach oben.

In den zuvor genannten Beispielen erkennen wir eine Mischung dieser Satzarten. Mit „Würden ..." und „Könnten ..." wollen wir höflich erscheinen. Doch machen wir damit nicht klar, ob wir eine Frage stellen, eine Aufforderung aussprechen oder eine Absichtserklärung abgeben.

„Da fehlen Kopien" ist ein Aussagesatz. Was wollen wir unserer Sekretärin damit sagen? Soll unsere geschätzte Sekretärin erraten, dass wir Kopien brauchen?

Manchmal steckt auch noch ein Vorwurf im Satz: „Keiner achtet auf die Kopien. Immer muss ich das machen. Ich bin beschäftigt und erwarte eine entsprechende Vorbereitung."

Jeder von uns hat sicher schon einmal erlebt, was ein verletzendes Wort, eine beleidigende Bemerkung oder ein aggressiver Tonfall bewirken können. Unser Körper, unser Geist und unsere Seele reagieren.

Im allgemeinen Sprachgebrauch gibt es ein weitgehendes Durcheinander der drei Satzarten. Fragen, Aussagen und Aufforderungen sind bunt gemischt. Die Satzmelodie und der Satzbau widersprechen dann der inhaltlichen Intention. Die genutzte Grammatik widerspricht

der eigentlichen Grammatik der Satzform und des Satzbaus. Dies zeigt auch das folgende Beispiel.
Wenn der Pflegedienstleiter in einer Sitzung mit den Stationsleitungen beispielsweise sagt: „Würden Sie bitte ruhig sein?“, dann ist dies eine Frage. Jedoch hat der Pflegedienstleiter eine Aufforderung im Sinn. Er will aufmerksame und ruhige Stationsleitungen.
Bittet der Pflegedienstleiter die Teilnehmer mit einem freundlichen Aufforderungssatz um Ruhe – „Ich bitte Sie um Ruhe und um Ihre geschätzte Aufmerksamkeit.“ – ist er damit wertschätzend, klar und präzise. Seine Aussage ist somit widerspruchsfrei.
Ich gebe Ihnen noch ein Beispiel aus meiner eigenen Berufspraxis. Früher hatte ich oft das Gefühl, die Menschen hörten mir nicht zu. Das war ärgerlich. Ich hatte in der Personalabteilung angerufen und gesagt: „Können Sie mir mal die neueste Personalstatistik rüberschicken.“
So wartete und wartete ich. Fragte ich nach, dann hatten die Mitarbeiter es entweder vergessen oder der Personalcontroller erfasste meine „wohlgemeinte Bitte“ nicht als Auftrag. Meine Sprache kostete meine wertvolle Zeit.
Als ich erneut eine Statistik aus der Personalabteilung brauchte, sagte ich folgenden Satz: „Guten Tag, Herr Kramer, ich bereite gerade die Budgetverhandlungen vor.

Dazu brauche ich die Personalstatistik von Januar bis September 2016. Bitte schicken Sie mir diese per E-Mail bis zum 12. Oktober."

Ich erlebte ein Wunder. Innerhalb von wenigen Minuten bekam ich die Statistik. So bedankte ich mich bei Herrn Kramer. Sein Kommentar in unserem Telefonat war, bei so einer klaren und konkreten Aufforderung wüsste er genau, was er zu tun habe.

Dieses erfreuliche Ergebnis war die Folge meiner klaren Kommunikation mit widerspruchsfreier Grammatik. Die inhaltliche Aufforderung entsprach auf der formalen Ebene dem Aufforderungssatz: Inhalt und Form stimmten überein. So war die Grammatik widerspruchsfrei.

Meine klar formulierten Aufträge brachten mir einen wertvollen Gewinn. Die Wartezeiten reduzierten sich ganz allgemein. So gewann ich wertvolle Zeit für neue Aufgaben.

Der sichere Umgang mit den drei Satzarten Aussagesatz, Aufforderungssatz und Fragesatz hat eine ordnende Wirkung auf die Kommunikation und auf uns selbst. Gerade beim derzeitigen Pflegepersonalmangel brauchen wir im Alltag ordnende Elemente. Indem ich die richtige Satzart nutze, ordne und strukturiere ich die Kommunikation mit meinen Mitarbeitern. Für ein erfolgreiches Pflegemanagement spielt dies eine wichtige Rolle.

Tipp

Ich gebe Ihnen zwei Tipps zu den Satzarten:

1. Klären Sie, welche Botschaft Sie senden wollen: Was will ich sagen?
2. Wählen Sie jetzt die richtige Satzart. Welche Satzart passt für welches Anliegen: Frage, Aussage oder Aufforderung?

Ich habe zwei Übungssituationen für Sie. Eine gute Übung finden Sie im Alltag. Probieren Sie beim Einkaufen oder im Café die verschiedenen Satztypen aus.
Statt „Würden sie mir einen Cappuccino bringen?" machen Sie aus Ihrer Frage eine Aufforderung: „Bitte bringen Sie mir einen Cappuccino." Dann können Sie Ihrer Freundin eine Aussage zum guten Cappuccino machen: „Der Cappuccino schmeckt köstlich."
Und wenn Sie dann die Rechnung bezahlen wollen, fügen Sie einen dritten Übungssatz an. Statt „Können Sie mir die Rechnung bringen" sagen Sie: „Bitte bringen Sie mir die Rechnung."
Die zweite Übungssituation ist der Beginn einer Teambesprechung. Wir beginnen eine Besprechung oft mit einer irrealen Aussage: „Ich würde jetzt gern mit der Besprechung anfangen." Dann wundern wir uns, warum keiner reagiert. Die Teilnehmer sind im Gespräch mit ihrem Sitznachbarn. Dieses „würde" wird

auch als Irrealis bezeichnet, also als etwas, das unwirklich ist.
Werden Sie klar. Machen Sie aus diesem Satz eine klare Aussage: „Es ist 14 Uhr. Ich beginne mit unserer Teambesprechung. Ich danke euch für euer Kommen."
Die Begriffe „sollen", „können" und „würden" zeigen Absichten auf, deren Umsetzung fraglich ist. Sie lassen den Hörer im Ungewissen. In diesem Beispiel wissen die Teammitglieder nicht, was sein wird. Dies führt zu Unsicherheit und Demotivation. Je klarer und konkreter die Aussage ist, umso ergiebiger werden Ergebnisse sein.

Sinnkonformer Wortschatz – sagen Sie, was Sie meinen
Zur Klarheit der Botschaft gehört neben einer widerspruchsfreien Grammatik auch ein sinnkonformer Wortschatz. Oft höre ich bei meinen Studenten oder in der Pflege Sätze wie diese:
„Ich gehe noch schnell in der Bibliothek vorbei"
„Ich laufe noch schnell beim Labor und dem Röntgen vorbei."

Analysieren wir die Botschaft auf ihren Inhalt, so sagen meine Studenten etwas anderes, als sie tatsächlich meinen. So wollen sie sicherlich nicht am Ort der Bibliothek vorbeilaufen, sondern sie wollen in die Bibliothek hinein. Vielleicht wollen Sie ein bestimmtes

Buch finden oder in Ruhe lesen. Sinnkonform heißt der Satz so: „Ich gehe jetzt zur Bibliothek."
Auch die Pflegekraft meint etwas anderes, als sie sagt. Ihre Botschaft beinhaltet zwei Informationen. Sie wird in die Röntgenabteilung gehen und dort etwas tun, danach wird sie in das Labor gehen und vielleicht die Befunde holen. Was sie konkret tun oder holen wird, beschreibt sie besser so: „Ich gehe zuerst in die Röntgenabteilung. Dort werde ich das Patientenarmband abholen. Danach werde ich zum Labor gehen und die alten Blutzuckersticks abgeben."
Ich erinnere mich an ein Mitarbeitergespräch mit einer Mitarbeiterin. Das Thema war der Wechsel vom Nachtdienst in den Tagdienst. Die Mitarbeiterin wollte dauerhaft nur im Nachtdienst bleiben. Sie war bis zu diesem Gespräch zu keinem Kompromiss bereit. Sie sagte den folgenden Satz: „Ich hänge halt so an meinem Nachtdienst."
Mir war klar, was sie meinte. Dennoch wollte ich sie auf diesen Satz ansprechen. So fragte ich sie nach einem Bild zu dieser Aussage: „Haben Sie ein Bild zu dem, was sie gerade gesagt haben? Wer ist der Nachtdienst? Und wie sieht dieses Dranhängen aus?" Zuerst lachte die Mitarbeiterin. Ich fragte sie, ob sie mein Bild dazu wissen wolle. Dann beschrieb ich ihr mein Bild – eine schemenhafte Gestalt mit einem Seil. An diesem Seil

hängt meine Mitarbeiterin und lässt sich hinterherziehen. Nach meiner Bildbeschreibung schwieg sie. Sie war gerührt. Dann sprach sie aus, was sie im Grunde meinte: Sie mochte die Arbeit im Nachtdienst. Allerdings fühlte sie sich durch die jahrelange Tätigkeit im Nachtdienst auch an den Nachtdienst gebunden. Sie hatte sich noch nie ein Bild davon gemacht, wie es im Tagdienst sein könnte. Ihre Sorge war, die Anforderungen des Tagdienstes nicht erfüllen zu können.

Ich bot ihr einen sprachlichen Tipp an. So bat ich Sie um eine sprachliche Alternative. Sie formulierte diesen Satz: „Ich mag den Nachtdienst. Im Nachtdienst arbeite ich schon lange. Und ich habe Sorge, dass ich den Anforderungen des Tagdienstes nicht gerecht werde.“

Ich fragte Sie danach, wie es ihr mit dieser Satzvariante ginge. Die Mitarbeiterin äußerte, dass damit für sie klarer sei, was sie meine. Es sei ein gutes Gefühl.

Auch wenn dies ein etwas anderes Mitarbeitergespräch war, als es meine ursprüngliche Intention war, hatte dieses Gespräch Klarheit für meine Mitarbeiterin geschaffen. Die Klarheit, dass sie nicht „am Nachtdienst hängt“, sondern frei ist und ihren Nachtdienst mögen darf.

Einige Monate später vereinbarte sie einen Termin bei mir. Unser Gespräch hatte ihr auch die Freiheit des Entscheidens geschenkt. Mutig ging sie den Schritt, sie wollte im Tagdienst hospitieren. Ihre Hospitation war erfolgreich. Nun arbeitet sie im Tag und im Nachtdienst. Achten wir auf einen sinnkonformen Wortschatz, so werden wir als Folge davon in unserer Persönlichkeitsentwicklung einen wichtigen Schritt machen. Wir gewinnen an Präsenz und Klarheit.

Tipp

Nehmen Sie Ihren Wortschatz wahr. Sprechen Sie sinnkonform? Reflektieren Sie. Sagen Sie das, was Sie auch wirklich meinen? Was sagen Sie, wenn Sie zur Tankstelle fahren? Achten Sie auf die Botschaft, welche Sie mit Ihrem Wortschatz senden.

Mit der Stimme Klarheit und Ordnung schaffen

Wir haben gemeinsam die Satzarten betrachtet, danach habe ich Ihnen den sinnkonformen Wortschatz vorgestellt. Nun will ich mich Ihrer Stimme zuwenden und Ihnen zeigen, wie Sie damit Klarheit und Ordnung schaffen.

Klarheit durch Ordnung erlebe ich immer wieder. Wenn ich auf meinem Schreibtisch Ordnung schaffe, klären sich auch meine Gedanken. Räumt eine Station auf und schafft sie Ordnung, klären sich damit auch manche Platzprobleme. Genauso ist es mit unserer Sprache.

Vielleicht werden Sie gelegentlich eine Rede oder einen

Vortrag halten, oder sie führen vielleicht viele Gespräche. Unsere Gesprächspartner oder Zuhörer werden unserer Rede oder unserem Gespräch umso besser folgen, je klarer wir sind. Und doch geschieht es, dass unsere Zuhörer sich langweilen oder unserem Gespräch nicht mehr folgen.

Wie gelingt es uns, unsere Zuhörer und Gesprächspartner aufmerksam an unserer Rede teilhaben zu lassen. Wie halten wir die Aufmerksamkeit in einem Gespräch aufrecht?

Ein wirkungsvolles Instrument ist unsere Stimme. Mit unserer Stimme können wir laut und leise sprechen, sie kann in eine tiefe Stimmlage gleiten und sie kann sich in Höhen aufschwingen. Wie zeigt sich unsere Stimme, wenn wir sprechen? Wir alle tendieren dazu, am Satzende mit unserer Stimme oben zu bleiben. Die meisten Sätze bleiben damit - wörtlich - in der Schwebe.

Ich habe die Situation einer interdisziplinären Patientenaufnahme im Blick und in diesem Beispiel auch im Ohr. Das klingt dann so (die Stimme geht bei jedem Satzende hoch): „Ich habe hier den Behandlungsvertrag. Station 14. In der Mappe, die Sie gleich bekommen, ist ein Beschwerdebogen, bitte füllen Sie den am Ende des stationären Aufenthaltes aus. Sie bekommen jetzt gleich auch noch ein Patientenarmband, damit wir Sie identifizieren können. Welchen Status haben Sie?

Ach so, ja, in der Mappe ist die Menükarte, damit können Sie das Essen auswählen. Haben Sie noch Fragen?“

Kurz danach kommt eine andere Pflegekraft herein und will mit der pflegerische Aufnahme beginnen. Bevor sie mit der Aufnahme beginnen kann, bittet der Patient sie, nochmals zu erklären, warum er kein Ein-Bett-Zimmer bekommen hätte, er läge schließlich immer auf Station 14. Warum er jetzt schon einen Beschwerdebogen ausfüllen soll. Ob es keine Menüassistenten in dieser Klinik gäbe. Und ob sie ihm sagen könne, wann er bezahlen müsse. Kommt Ihnen diese oder eine ähnliche Situation in den Sinn?

Unser geschätzter Mitarbeiter in der Patientenaufnahme hat sicherlich viel zu tun. Das merken wir ihm in seinem Reden ohne Punkt und Komma an. Er transportiert seine Informationen ohne Pause. Erst nach einer Welle von Informationen kommt er erschöpft zu Atem. Sein Gesprächspartner ist immer noch beschäftigt, die Informationen der ersten Sätze zu verarbeiten. Wenn der Mitarbeiter am Ende des Satzes die Stimme anhebt, dann klingen seine Informationen wie Fragen.

Damit der Gesprächspartner den Informationen folgen kann, gibt es eine einfache Lösung: kurze Sätze mit einem Punkt am Satzende und einer kurzen Pause vor dem nächsten Satz. In dieser Pause kann der Gesprächspartner den Inhalt aufnehmen und sich ein eigenes Bild davon machen. Der Angesprochene wird gerne hinhören, denn die Botschaft des Sprechers kommt bei ihm an. Der Angesprochene hat Zeit, sich seine eigenen Gedanken zu machen.

Bei kurzen Aussagesätzen beschreibt die Satzmelodie einen Bogen. Die Sprachmelodie beginnt am Satzanfang. Dann geht sie im Verlauf des Satzes nach oben und kehrt am Satzende wieder in die tiefere Stimmlage zurück. Danach kommt der Punkt. Er wird durch eine minimale Pause hörbar. Danach beginnt der nächste Satz. Wir sprechen von Bogensätzen.

Achten wir auf kurze Sätze und eine angenehme Sprachmelodie, sind wir klar in unserer Aussage. Der Gesprächspartner wird dem Gespräch gerne folgen, denn er hat jetzt die Zeit, die Informationen zu verarbeiten.

Ich weise Sie noch auf einen weiteren Aspekt des gerade genannten Beispiels hin: Der Sprecher hüpft von Thema zu Thema, ohne dies umfassend bearbeitet zu haben. Die Reihenfolge der Informationen ist durcheinander.

Zum besseren Verständnis vergleiche ich die geschilderte Situation in der Patientenaufnahme mit der Aufgabe, ein vereinbartes Ziel umzusetzen. Oft arbeitet eine Arbeitsgruppe engagiert darauf los. Sie bearbeitet Thema um Thema. Dann plötzlich geht nichts mehr, das Thema endet. Also nochmals zurück zum Anfang. Oft

fragen sich dann die Gruppenteilnehmer, woran es lag.
Ein alternativer Weg ist der des Projektmanagements. Das Projektmanagement gliedert sich in Projektdefinition, Projektdurchführung und Projektabschluss. In der Projektdefinition erfolgt eine Ausgangsanalyse. Der Projektmanager oder die Projektteilnehmer benennen das Projektziel so, dass es eindeutig und vollständig, messbar, realisierbar und terminiert definiert ist. Sie identifizieren Risiken, die das Projektziel tangieren könnten, und beschreiben die wichtigsten Anforderungen an das Projektergebnis, die späteren Abnahmekriterien und die Abgrenzung des Projekts. In der Projektdurchführung verfeinern sie die Projektplanung nach und nach, erteilen Arbeitsaufträge und arbeiten diese ab. Das Projektcontrolling begleitet den Prozess. Der Projektabschluss beinhaltet, dass das Projektziel und Ergebnis vollständig und in der vereinbarten Qualität vorliegen. Ein wesentlicher Aspekt, um das Ziel zu erreichen, ist die sinnvolle und logische Reihenfolge der einzelnen Projektschritte.
Bogensätze haben auf der sprachlichen Ebene eine ähnliche Wirkung wie das Projektmanagement. Sie haben eine ordnende und klärende Wirkung – in der Kommunikation und auch auf den Sprecher selbst. Der Sprecher gibt mit seiner Art zu sprechen das Signal, dass bei ihm alle Handlungen eine Struktur, also einen

Anfang, eine Mitte und ein Ende haben. Erst nach einem Innehalten beginnt er mit einer neuen Handlung. So hat er alle Kraft und Aufmerksamkeit dort, worauf im Moment sein Augenmerk liegt. Damit ordnet seine Stimme in Verbindung mit den kurzen Pausen seine Gesprächsinhalte.

Betrachten wir noch einmal die Erklärungen des Sachbearbeiters in der Patientenaufnahme. Wir hören den Mitarbeiter jetzt in wundervollen Bogensätzen sprechen. Der visualisierte Punkt bedeutet ein kurzes Innehalten. „Guten Tag, Herr Max“ – Punkt. – „Ich werde Sie jetzt als Patient bei uns aufnehmen.“ – Punkt. – „Für den Behandlungsvertrag brauche ich einige Informationen von Ihnen.“ – Punkt. – „Ich bitte Sie, mir jetzt meine Fragen zu beantworten.“ – Punkt. – „Wie ist Ihr Versichertenstatus?“ – (Frage, Stimme darf oben bleiben) Punkt. – „Sind Sie Wahlleistungspatient?“ – (Frage, Stimme darf oben bleiben) Punkt. – „Welche Leistung wollen Sie bei uns in Anspruch nehmen?“ – (Frage, Stimme darf oben bleiben) Punkt. – „Wir nehmen Sie auf Station 14 auf.“ – Punkt. – „Dort werden Sie ein Einzelzimmer bekommen“. – Punkt. – „Ich gebe Ihnen hier den Behandlungsvertrag. – Punkt. – „Bitte lesen Sie den Vertrag jetzt durch.“ – Punkt. – „Ich bitte Sie den Vertrag dann an dieser Stelle“ – Platz aufzeigen – „zu unterschreiben.“ – Punkt. – „Ich danke Ihnen.“ –

Punkt. – „Dann bekommen Sie hier die Patienteninformationsmappe." – Punkt. – „Ich will Sie auf zwei wichtige Inhalte hinweisen." – Punkt. – „Die erste Seite ist unser Patientenrückmeldebogen." – Punkt. – „Wir wünschen uns am Ende Ihres Aufenthalts Ihre Rückmeldung." – Punkt. – „Bitte geben Sie ihn am Ende Ihres stationären Aufenthalts beim Pflegepersonal Ihrer Station ab." – Punkt. – „In dieser Mappe befindet sich auch die Menükarte." – Punkt. – „Die Menüassistentin nimmt Ihre Essenswünsche auf." – Punkt. – „Die Menükarte ist für Sie eine Übersicht." – Punkt. – „Sie erkennen darauf welche Optionen für die Mahlzeiten möglich sind." – Punkt. - „Zum Abschluss bekommen Sie nun das Patientenidentifikationsarmband." – Punkt. – „Es dient dazu, dass Sie bei uns in guten Händen sind." – Punkt. – „Wir wollen damit Ihre Sicherheit gewährleisten." – Punkt. – „Es ist wichtig, dass wir immer wissen, dass Sie es sind, Herr Max." – Punkt. – „Sind Sie damit einverstanden?" – Punkt. – „Das Armband bringe ich jetzt an Ihrem Arm an." – Punkt. – „Bitte geben Sie mir den Arm, an welchem ich das Armband anbringen soll." – Punkt. – „Ich wünsche Ihnen einen guten Aufenthalt." – Punkt.

Bogensätze sind Entschleunigung pur. Mit einer geordneten Satzstruktur kommt bei den Menschen, mit denen Sie sprechen, klar an, was Sie meinen. Damit stärken Sie Ihre Ausstrahlungskraft. Sie machen es den Menschen leicht, Sie zu verstehen und Ihnen zu folgen. Auch auf Sie selbst hat eine klare Satzstruktur eine große Wirkung. Mit einer klaren Satzstruktur bringen Sie Ordnung und Klarheit in die Organisation Ihrer Arbeit und damit auch in Ihr Leben.

Tipp

So lernen Sie Bogensätze:

Betrachten Sie die E-Mails, die Sie schreiben. Wie lang sind Ihre Sätze? Oder machen Sie bereits kurze Sätze? Ist die Reihenfolge der Informationen strukturiert? Ist die Reihenfolge logisch und chronologisch? Wie sind die Rückmeldungen zu Ihren E-Mails? Sind Ihre Nachrichten verständlich? Sind sie klar?

Ich gebe Ihnen ein Beispiel. Sie schreiben Ihrer Kollegin Folgendes: „Ich war in Berlin auf einem Kongress. Es war interessant. Mein Flug hatte Verspätung. So kam ich zu spät zum ersten Vortrag."

Wenn Sie Ihren Bericht so formulieren, werden die Zusammenhänge klarer: „Im Februar war ein Kongress in Berlin. Ich reiste mit dem Flugzeug an. Mein Flug nach Berlin hatte Verspätung. So konnte ich erst ab dem zweiten Vortrag teilnehmen. Dort habe ich viele neue

Informationen bekommen. Der Kongress war informativ und interessant. Ich werden ihn nächstes Jahr wieder besuchen."

Die Wertschätzung den Mitarbeitern gegenüber zum Ausdruck bringen

Wertschätzung bedeutet die grundlegende wertschätzende Einstellung zu jedem Menschen und der Welt, in der wir leben. Die innere Haltung ist der zentrale Erfolgsfaktor für den Aufbau einer wertschätzenden, bereichernden Beziehung – zu sich selbst und zu anderen. Die Qualität des Dialogs nach innen und nach außen basiert auf ihr. In der inneren Haltung spiegeln sich das Selbst- und das Weltbild und die persönlichen Werte wider. Wofür stehe ich? Was zeichnet mich aus? Was motiviert mich? Stimmen innere Haltung und äußeres Handeln überein? Wirkt der Mensch authentisch, lebendig, glaubwürdig, verbindlich? Oder wirkt er unsicher, unglaubwürdig, nicht wirklich überzeugend.

„Alle Sprache ist Bezeichnung der Gedanken, und umgekehrt die vorzüglichste Art der Gedankenbezeichnung ist die durch Sprache, dieses größte Mittel, sich selbst und andere zu verstehen."[30] Der große Philosoph Immanuel Kant beschreibt damit die Wirkung unserer Sprache. Er meint damit auch unsere Haltung, also die Frage, wel-

[30] Kant, Immanuel: Anthropologie in pragmatischer Hinsicht. Ditzingen 1986, S.93

ches Menschenbild haben wir und wie achten wir unsere Umwelt.

Grundsätzlich bezeichnet Wertschätzung die positive Bewertung eines anderen Menschen. Diese positive Grundeinstellung zum anderen wird oft auch als Respekt bezeichnet. Wertschätzung eines Menschen bedeutet, den ihm innewohnenden Wert anzuerkennen und zu respektieren. Jeder Mensch ist damit in seinem individuellen Menschsein wertvoll. Wir achten ihn, indem wir ihn respektieren und wertschätzen. Nun ist eine grundlegende und bedingungslose Anerkennung eines anderen Menschen oft eine Herausforderung.

Der bewusste Umgang mit der Sprache fördert einen wertschätzenden und von Achtung getragenen Umgang miteinander und damit auch die Entwicklung unserer Persönlichkeit.

Der wertschätzende Gesprächsbeginn

Ich führte in meinem Berufsleben viele Personalgespräche. Oft hatte ich nach Gesprächen das Gefühl, die Aufmerksamkeit meiner Gesprächspartner war überall, nur nicht bei mir.

In meiner Funktion im oberen Management einer Klinik war ich auch für den Bereich des Beschwerdemanagements zuständig. Viele Beschwerden bearbeiteten meine fleißigen Stationsleiterinnen und meine hoch motivierte

Assistentin oder meine engagierte Sekretärin. Manche Patienten und Angehörige wünschten jedoch den direkten Kontakt zu mir.

Oft erlebte ich Angehörige mit lauter Stimme vor meinem Büro. Sie wollten mich sofort sprechen, ihr Anliegen vorbringen. Diese Gespräche empfand ich als zeitraubend und lästig. Mit dieser Haltung führte ich auch diese Gespräche. „Guten Tag. Gehen Sie schon mal in mein Büro." So begrüßte ich barsch diejenigen, die sich von mir Klärung erwarteten. Diese Gespräche begannen oft laut und dauerten lange, mehr als eine Stunde. Weder ich noch die Angehörigen waren zufrieden.

Bei Lingva Eterna lernte ich, auf einen wertschätzenden Gesprächseinstieg mit den drei A zu achten. Das erste A bedeutet das Ansprechen meines Gesprächspartners mit seinem Namen. Das zweite A steht für das Anschauen meines Gesprächspartners, und das dritte A ist die Pause mit einem kurzen Atemzug.

Danach wartet der Sprecher die Reaktion des Angesprochenen ab. Meist antwortet der Gesprächspartner mit einem kurzen Ja oder einem direkten Blickkontakt.

Nach dieser Vorgehensweise sprach ich die Angehörigen an:

Anschauen – Blick zum Gesprächspartner

Ansprechen: „Guten Tag, Herr Fischer, guten Tag, Frau Fischer"

Ein Atemzug Pause – Reaktion erfolgt?

Satz (Aufforderung oder Frage oder Aussage): „Bitte kommen Sie herein. Frau Roller, meine Sekretärin, hat mich bereits informiert."

Analysieren wir die Gesprächssituation: Ich schaue jeden meiner Gesprächspartner an. Dabei spreche ich jeden mit Namen an, damit zeige ich meine Präsenz und Wertschätzung. Danach mache ich einen kurzen Atemzug Pause. So haben die Personen Gelegenheit zu reagieren. Sie gewinnen die Zeit, die sie brauchen, sich auf mich, die Gesprächspartnerin zu justieren. Sie können jetzt ihre Aufmerksamkeit auf mich lenken. Herr und Frau Fischer bestätigen den Kontakt vielleicht mit einem kurzen „Ja" oder einem Kopfnicken, vielleicht auch mit einem „Guten Tag". Danach kommt die erste Aufforderung zum Hereinkommen. Eine erklärende Aussage folgt. Wesentlich ist der Atemzug Pause – er dient dazu, sich aufeinander einzulassen.

Meine Beschwerdegespräche mit Angehörigen haben damit eine neue Qualität bekommen. Sie sind wertschätzend und klar geworden. Gleichzeitig bin ich präsent.

Wie wirksam die drei A sind, zeigt sich an folgender Situation. Ich bekam eine Rückmeldung meiner Praxisanleiter. Jedes Jahr führten wir, die Praxisanleiter und ich, gemeinsam die Vorstellungsgespräche mit den

Bewerbern unserer Krankenpflegeschule. Die Jugendlichen waren vor diesen Vorstellungsgesprächen oft nervös und unruhig. Oft wussten sie auf Fragen zwar die Antwort, doch die Nervosität blockierte sie. So war es mir wichtig, eine angenehme freundliche und wertschätzende Atmosphäre zu schaffen.

Meine Begrüßungen variierten, ich sagte: „Frau Adam – guten Tag – schön, dass Sie da sind." Oder: „Guten Tag – Frau Munz – sind Sie gut hergekommen?"

Ich bekam immer eine Reaktion. Ein freundlich lächelndes „Ja" oder eine Antwort auf die Frage nach der Anreise. Oder auch ein „Ich bin so nervös".

Nach dem vierten Vorstellungsgespräch sprach mich meine Praxisanleiterin an. Bei mir seien die Schüler so aufmerksam. Es wäre eine so friedvolle Atmosphäre. Und dennoch führe ich klar das Gespräch. Wie ich dies mache?

Die Rückmeldung der Praxisanleiterin zeigt, wertschätzende Sprache wirkt. Sie wirkt auf den Angesprochenen und auf den Sprecher selbst. Wertschätzung wirkt in den Raum und seine Situation.

Tipp

Ich ermutige Sie, die drei A zu üben. In der Pflege und im Pflegemanagement haben wir viele Gespräche. Eine schöne Übungssituation ist die Begrüßung eines Patienten am Morgen:

Ansprechen – anschauen: „Guten Morgen, Herr Gutt." – Atempause – „Haben Sie gut geschlafen?"

Die drei A bringen Aufmerksamkeit, Wertschätzung und Geruhsamkeit. Der Atemzug Pause bietet dem Patienten die Zeit, sich auf die Pflegekraft einzulassen. Und für die Pflegekraft bietet er den kurzen Moment des Durchatmens am Morgen.

Eine andere Anwendungsmöglichkeit ist die Übung in den Personalgesprächen. Führen Sie Zielvereinbarungsgespräche oder ein wichtiges vorbereitendes Arbeitsgruppengespräch. Wenden Sie hier die drei A an. Die Aufmerksamkeit Ihrer Gesprächspartner wird Ihnen sicher sein.

Wertschätzend Kritik äußern

Im Management gibt es oft Streit- und Kritikgespräche. Wir haben eine andere Meinung und manchmal wird aus Meinungsaustausch dann Streit. Der kommunikative Austausch entwickelt dann oft gegenseitige Vorwürfe.

Gerade an dieser Stelle ist die wertschätzende Haltung zu meinem Gesprächspartner wichtig. Wir können die Meinung des anderen akzeptieren, auch wenn wir anderer Meinung sind. Auch hier wirken die drei A. In einer Besprechung kann das dann so klingen: „Frau

Eller," - Atemzug Pause - „ich nehme Ihre Meinung zur Kenntnis. Darüber werde ich nachdenken. Lassen Sie uns bei unserem nächsten Termin darüber sprechen."

Indem ich meinen Gesprächspartner namentlich anspreche, zeige ich ihm meine Wertschätzung. Diese Wirkung nimmt mein Gegenüber unbewusst wahr. Indem ich ihn oder sie anschaue, verbunden mit der anschließenden Atempause, stelle ich Kontakt her. So bekomme ich Präsenz. Dann baue ich den Kontext auf, so weiß mein Gesprächspartner, um was es geht.

In der Praxis kann das so klingen: „Frau Huber," – Atemzug Pause – „ich habe die Umzugsplanung, um die ich Sie gebeten hatte, jetzt bekommen. Dafür danke ich Ihnen. Ich habe gravierende Fehler gefunden. Dies betrifft vor allem Punkt 1, die Terminierung der Umzüge, sowie Punkt 3, die Umzugslogistik. Bitte überarbeiten Sie diese Punkte bis zum 10. Mai."

Ist die Kritik berechtigt, so wird der Gesprächspartner sie eher annehmen, als wenn jemand ihm sagt: „Das haben Sie falsch gemacht. Was ist das denn für ein Mist?!"

Indem ich eine wertschätzende Sprach- und Grundhaltung praktiziere, entwickle ich meine Persönlichkeit gleichzeitig mit. Die wertschätzende Grundhaltung meiner Persönlichkeit wird auf mein Umfeld, also die Organisation wirken. Ich nehme Mitarbeiter, Kollegen, Patienten und deren Angehörige in die Entwicklung mit auf.

Verneinungen führen in die falsche Richtung

Ich moderierte vor einigen Tagen einen Klausurtag eines Pflegeteams. Erneut kam die Frage auf, wie wir für Besprechungen einen ruhigen Raum ohne Störungen schaffen, den jeder Außenstehende respektiert. Das Team hatte den Eindruck, dass sich alle vor der Tür befindlichen Personen gerade in der Zeit der Besprechung (13-14 Uhr) bei ihnen meldeten. Während der Besprechung ging die Tür dutzendmal auf und zu. Alle waren sich einig, die eintretenden Personen seien höflich, denn sie äußerten alle, sie wollten nicht stören – und doch taten sie es. Was meinen Sie, stand auf dem Schild vor der Tür? „Bitte nicht stören."

Mit der uns gewohnten Ausdrucksweise halten wir oft einengende Denkmuster aufrecht. Dazu gehört auch, wenn wir ständig das benennen, was wir nicht haben wollen.

Eine Stationsleitung, welche ein Dienstplanwunschbuch nutzt, findet ab und zu diese Einträge im Wunschbuch: „Ich wünsche mir keinen Nachtdienst." „Ich will keine zwei Wochenenden am Stück arbeiten."

Was werden wir sagen, sobald der Dienstplan erstellt ist? „Du musst keinen Nachtdienst im April machen." „Du brauchst keine zwei Wochenenden am Stück arbeiten."

Wir sprechen hier in der Verneinung. Wir benennen etwas, was wir nicht haben wollen. Damit denken wir in die falsche Richtung. Daniel Wegener, Professor für Sozialpsychologie an der Harvard Universität, hat dieses Phänomen als „Ironische Prozesstheorie“ beschrieben. Sie besagt, dass die Unterdrückung des Gedankens an eine zu unterlassende Handlung unser Bewusstsein dazu veranlasst, besonders auf diese Handlung zu achten. Achtet unser Bewusstsein besonders darauf, so tritt automatisch genau dieser Gedanke wieder in den Vordergrund. Was wollen wir im Grunde? Wie anders lautet es, die Dinge zu nennen, die wir auch wahrhaftig meinen: „Ich will nur Tagdienst machen.“ „Ich will immer nur ein Wochenende arbeiten und danach ein Wochenende frei haben.“

Die gewohnte Negation in einen positiven Satz zu verwandeln, bewirkt ein intensives Umdenken in das aktive und klare Handeln.

Ich zeige Ihnen jetzt Beispiele aus dem Management auf. Dafür wähle ich als Erstes ein Mitarbeitergespräch mit einem Mitarbeiter. Der Grund für das Gespräch: Es kommen Rückmeldungen von Patienten und Ärzten zu diesem Mitarbeiter. Er sei unfreundlich und unhöflich zu den Patienten und seinen Kollegen.

Der Vorgesetzte sagt zum Mitarbeiter: „Bitte seien Sie nicht mehr so unfreundlich und unhöflich zu den Patienten und Ihren Kollegen.“

Sagt der Vorgesetzte tatsächlich das, was er meint?

Wie, glauben Sie, kann der Mitarbeiter nur handeln? Oder meint der Vorgesetzte vielleicht das: „Herr M., ich bitte Sie, seien Sie zu den Patienten und Ihren Kollegen freundlich und höflich. Freundlichkeit und Höflichkeit bedeuten in unserer Klinik ..."

Die gewandelte Sprache lenkt damit den Blick in die tatsächliche und gewünschte Richtung. Es ist meist die erfreuliche Richtung.

Bei meinen engagierten Pflegekräften erlebte ich manchmal die folgende Situation: Ein Angehöriger ruft an und fragt, ob er um 21 Uhr noch zu Besuch kommen kann. Die Antwort der Pflegekraft lautete: „Station 12, Martina. Kein Problem, der Tagdienst ist nicht mehr da, aber der Nachtdienst wird da sein."

Nachdem wir unsere Pflegekräfte sprachlich geschult hatten, bemerkten wir eine deutliche Veränderung ihrer Gespräche mit Patienten und Angehörigen. Sie zeigte sich wunderbar in der folgenden Antwort: „Station 12, ich bin Martina Miller. Guten Tag, Herr Fuchs. Gerne können Sie heute Abend um 21 Uhr kommen. Die Nachtschwester wird da sein."

Wo fühlen Sie sich angenommen? Welcher Satz klingt für Sie angenehm?

Ich komme an dieser Stelle nochmals auf mein Beispiel mit dem Hinweisschild „Bitte nicht stören" zurück. So haben wir es umformuliert: „Besprechung. Ab 14 Uhr sind wir gerne für Sie da. Gerne können Sie unsere Mitarbeiterin im Dienstzimmer ansprechen."

Tipp

Umdenken braucht Übung. Ich empfehle Ihnen, dabei Schritt für Schritt vorzugehen.
In der ersten Woche achten Sie auf Ihre Negationen in der Sprache. Hierbei kann ein Blick in Ihre E-Mail- oder WhatsApp-Nachrichten bereits hilfreich sein.
In der darauffolgenden Woche befassen Sie sich mit nur einer Negation. Vielleicht taucht eine Negation auf, welche Sie häufiger verwenden. Geben Sie ihr die richtige Richtung – dahin, wo es für Sie hingehen wird.
Das Schöne ist: Jeder kann seine gewohnte Ausdrucksweise beleuchten und schrittweise verbessern.

Friedvoll miteinander sprechen

Sprache schafft Wirklichkeit. In unserem Alltag gebrauchen wir neben den Negationen oft auch eine gewaltvolle Sprache.
Gelegentlich würgen wir jemanden am Telefon ab oder wir nehmen jetzt Frau Meier in Zimmer 12 in Angriff. Morgens, wenn wir die Patienten versorgen und gleich-

zeitig der OP und die Röntgenabteilung anrufen und dann auch noch das Telefon klingelt, äußern wir uns über den Terror im Dienstzimmer und dass dies wie im Krieg sei.
Im Management bringen wir bei sensiblen Situationen die Geschütze in Gefechtsstellung. Bei Meinungsverschiedenheiten schießen wir die anderen ab. Und am Abend kämpfen wir uns durch unsere Unterlagen.
Wir können nur dann wertschätzend sprechen, wenn uns eine wertschätzende Grundhaltung zu eigen ist. Wertschätzung bedeutet, sich auch für eine friedvolle Atmosphäre einzusetzen. Ein Weg hin zu dieser friedvollen Atmosphäre ist, in unserer Sprache friedvolle Wörter zu verwenden.

Tipp

Achten Sie auf die Wörter, welche Sie zu anderen sagen. Ich gebe Ihnen dazu eine Anregung. Ein Kollege hat Sie angerufen, er will Ihnen etwas Wichtiges erzählen. Wie fordern Sie ihn zum Erzählen auf? Sagen Sie: „Schieß los!“, oder bitten Sie ihn: „Erzähle mir bitte von Deinen wichtigen Neuigkeiten“?
Patienten, Mitarbeiter und vor allem Bewerber achten auf die gelebten Werte und den Geist, aus denen heraus ein Unternehmen geführt wird. Die wertschätzende Grundhaltung und Achtung ist damit substanzielles Element im Unternehmen.

Wer klar und wertschätzend spricht und sich mit einer friedvollen Sprache ausdrückt, führt mit der Kraft der Sprache und mit seiner persönlichen Ausstrahlung.

Bewusste Sprache – sichere Basis für gute Führung

„Achte auf Deine Gedanken, denn sie werden Worte.
Achte auf Deine Worte, denn sie werden Handlungen.
Achte auf Deine Handlungen, denn sie werden Gewohnheiten.
Achte auf Deine Gewohnheiten, denn sie werden Dein Charakter.
Achte auf Deinen Charakter, denn er wird Dein Schicksal.“[31]

Die kontinuierlichen Entwicklungen in der Pflege wirken auf das Pflegemanagement und seine pflegerischen Mitarbeiter. Der Umgang mit diesen neuen Ansätzen ist oft eine große Herausforderung. Eine Orientierung dazu können wir in der Sprache finden. Das Zitat oben beschreibt es. Unsere Gedanken wirken auf unsere Sprache. Jedes Wort wirkt.

Mit unserer Sprache erschaffen wir selbst unsere Wirklichkeit. Jeder Mitarbeiter, in der Pflege auf den Stationen, in der Führung als Stations-, Bereichs- oder Pflegedienstleitung oder als Pflegedirektor, schafft und

[31] Quelle unbekannt

formt mit seiner Sprache die Wirklichkeit in seinem Umfeld und damit für die Pflege im Gesamten.

Die Chancen, Innovation und Wandel in der Pflege und im Pflegemanagement durch Sprache fördernd weiterzuentwickeln, sind zahlreich. Wie kommunizieren wir in unseren Unternehmen? Befinden wir uns im Krieg, wenn wir in Besprechungen die Geschütze in Position bringen müssen? Was und wie wir denken und fühlen, ist dabei bestimmend.

Worauf sollen Führungskräfte bei ihrem Sprachgebrauch achten? Sie sollten die Satzarten respektieren, also eine Aussage, Frage oder Aufforderung klar als solche formulieren, anstatt um den heißen Brei herumzureden. Weiter sollten sie auf ihre Stimmlage achten.

Bereits eine kleine, gezielte Änderung der Wortwahl oder des Satzbaus hat eine ungeahnte und nachhaltige Wirkung auf das Denken, Fühlen und Handeln und eröffnet neue Handlungsräume.

Eine klare wertschätzende Ausdrucksweise fördert einen friedvollen und von Achtung getragenen Umgang und fördert das Wohlbefinden der Menschen. Bereits scheinbar kleine Änderungen erreichen ein gutes Miteinander und Klarheit in der Kommunikation.

Ein gutes Gespräch, eine konstruktive Kritik, ein produktiver Streit – Kommunikation ist ein wichtiger Bestandteil im Arbeitskontext der Pflege. Der bewusste

Umgang mit Sprache erleichtert vieles. Wohltuende Wörter bewirken viel Gutes.

Es geht darum, eine zukunftsorientierte, nachhaltige und wertschätzende sowie achtsame Geisteshaltung zu erreichen und zu pflegen. Sie wird uns dann in unserem Tun positiv unterstützen.

Es liegt an uns – wir können wählen, mit welcher Sprache wir sprechen. Der erste Schritt ist, auf die Form dessen zu achten, was wir sagen. Im zweiten Schritt achten wir auf den Inhalt. Dann verändern wir unsere Sprache hin zu einer klaren und wertschätzenden Kommunikation. Mit einer bewussten Sprache bringen wir Klarheit, Entlastung, Ordnung, Selbstbewusstsein und Lebensfreude in unsere Führung und damit auch in unser Unternehmen.

Mechthild R. von Scheurl-Defersdorf

Die Kompetenz pflegender Angehöriger

Über die Hälfte aller pflegebedürftigen Menschen wird derzeit (2017) in Deutschland von Angehörigen gepflegt. Die Tendenz ist, bedingt durch die demografische Entwicklung, steigend. Pflegende Angehörige sind daher eine tragende Säule im deutschen Pflegesystem. Sie erhalten zunehmend mehr öffentliche Förderung.

Mit den verschiedenen Pflegegesetzen (u. a. Familienpflegezeitgesetz, Pflegezeitgesetz, Pflegestärkungsgesetze) hat die Regierung ab 2012 mehr und bessere Möglichkeiten für pflegende Angehörige geschaffen, damit sie ihren Beruf und die Pflege eines nahestehenden Menschen vereinbaren können.

So ist für die pflegenden Angehörigen die rechtliche Lage wesentlich besser geworden, als sie es noch bis vor wenigen Jahren war. Für Betroffene ist es damit deutlich leichter geworden, alle für die jeweilige persönliche Situation wesentlichen Informationen zügig zusammenzutragen und sich wirksam beraten zu lassen. Das ist ein Meilenstein im Umgang mit der wachsenden Zahl pflegebedürftiger Menschen. An dieser Stelle mache ich

Sie auf das Internetportal www.pflege.de aufmerksam. Dort finden Interessierte viele nützliche Hinweise.

Die besseren äußeren Bedingungen sind sicher wichtig. Doch können sie nicht alle Herausforderungen abfangen, die ein Einzelner oder eine Familie zu erbringen hat. Es ist schon eine große Herausforderung, Familie und Beruf unter einen Hut zu bekommen. Eine noch wesentlich größere Herausforderung ist es, als dritte Komponente zusätzlich die Pflege eines Angehörigen zu bewerkstelligen, und zwar so, dass niemand zu kurz kommt – vor allem die pflegende Person selbst nicht. Das ist wichtig, denn sie kann nur so lange pflegen, wie sie selbst gesund ist.

Um die Pflege eines Angehörigen neben allen anderen familiären und beruflichen Aufgaben meistern zu können, braucht jeder Einzelne eine Möglichkeit, die komplexen Abläufe in seinem Leben so leicht und reibungslos wie möglich zu gestalten und dadurch Kraft und Zeit zu sparen.

Ich spreche aus einer reichen persönlichen Erfahrung. Schon in jungen Jahren erkrankte mein Mann und brauchte zunehmend meine Hilfe in fast allen seinen Lebensbereichen. Ich pflegte ihn lange Jahre zu Hause. Als die Situation mich völlig überforderte, gab ich ihn schließlich in die Obhut eines Pflegeheims, wo ich ihn weitere Jahre begleitete. In diesen langen Pflegejahren habe ich viele wichtige Erkenntnisse gewonnen. Die gebe ich Ihnen gerne weiter. Dazu gehört ganz wesentlich die Erkenntnis zur Wirkung der Sprache im Kontext der Pflege.

Den entscheidenden Impuls, Sprache mit neuen Augen zu betrachten, gab mir eine Ärztin. Ich brachte damals meinen Mann zu einer Untersuchung zu ihr und sie wechselte davor und auch danach ein paar Worte mit mir. Es waren aus meiner Sicht einfach ein paar freundliche Worte am Rande. Sie fragte mich neben anderem, ob ich den Weg zu ihr leicht gefunden habe. Ich sagte ihr dann, dass es kein Problem gewesen sei, herzufinden, und dass ich mich mit dem Untersuchungstermin bei ihr gut organisieren muss, um wegen der Kinder nicht zu spät nach Hause zu kommen.

Die Art, wie ich ihr antwortete, zeigte ihr viel mehr, als ich ahnte. Meine wenigen Sätze waren geprägt von Wörtern wie „Problem", „müssen", „schnell", „leider" etc. Außerdem sprach ich schnell und ohne Pausen und gebrauchte mehrere Negationen innerhalb weniger Sätze. Sie hörte gut hin und sagte dann mit einer warmen und gleichzeitig bestimmten Stimme: „Junge Frau, so wie Sie reden, denken Sie falsch. So können Sie Ihr Paket nicht tragen. Lernen Sie neu zu denken!" Diese Bemerkung war die Geburtsstunde des Lingva Eterna Sprach- und Kommunikationskonzepts. Es erweist sich neben vielen anderen Anwendungsbereichen auch in der Pflege als wirksam und entlastend.

Die Situation pflegender Angehöriger ist vielschichtig. Zu den gesamten komplexen Pflegesituationen gehören neben der Pflege selbst allem voran ein guter, liebevoller Kontakt mit dem pflegebedürftigen Angehörigen, dann Gespräche mit der weiteren Familie und anderen Nahestehenden. Von großer Bedeutung sind die Gespräche mit dem Hausarzt, zusätzlichen Fachärzten und Therapeuten sowie professionell Pflegenden. Dazu kommen noch die Kontakte mit der Krankenkasse und weiteren offiziellen Stellen. Hier ist es überall gleichermaßen wichtig, dass der pflegende Angehörige sein Anliegen klar, wertschätzend und selbstbewusst herüberbringen kann. Dann bekommt er am leichtesten umfassende Informationen. Nur dann weiß der andere genau, was der pflegende Angehörige genau von ihm braucht und was er sich von ihm wünscht. Dazu kommt, dass jeder Gesprächspartner ihn dann als klar, souverän und sicher wahrnimmt. So wird er ihm auch eher seine pflegerische Kompetenz glauben und ihn entsprechend behandeln.

Zu einer klaren, wertschätzenden Sprache gehören kurze, vollständige Sätze mit Pausen zwischen den Sätzen. Sie lassen den Sprecher ruhig und klar wirken und haben gleichzeitig eine ordnende Wirkung auf ihn selbst. Das Gegenteil einer klaren Sprache ist eine tangentiale Sprache. Bei einer tangentialen Sprache gehen die Aussagen am Wesentlichen knapp vorbei. Die Sätze transportieren schwammige Botschaften. Eine Tangente ist eine Bezeichnung aus der Geometrie: Sie ist eine gerade Linie, die einen Kreis nur berührt und ansonsten an ihm vorbeigeht.

Die tangentiale Sprache ist weitverbreitet. Zu ihr gehören neben anderem Füllwörter. Sie blähen Sätze auf und haben keine wirkliche Bedeutung. Dennoch haben sie eine Wirkung. Sie verschleiern Gedankengänge und lassen den Sprecher als unklar erscheinen. Solche Füllwörter sind beispielsweise Wörter wie „eigentlich“, „vielleicht“, „mal“ und „halt“. Auch verschachtelte Sätze und Formulierungen mit „könnte“, „hätte“ und „sollte“ gehören zur tangentialen Sprache. Sie erschweren konkrete Ergebnisse und kosten den Sprecher wertvolle Zeit und Kraft.

Alle in diesem Buch gegebenen sprachlichen Anregungen gelten auch für pflegende Angehörige. Es ist für sie ebenso wichtig wie für professionell Pflegende, dass sie mit dem Gepflegten und allen anderen Beteiligten klar und wertschätzend kommunizieren. Das erleichtert die vielfältigen Abläufe und hilft, mit der Situation so gut wie möglich zurechtzukommen. Gleichzeitig hilft eine solche Sprache uns selbst: Sie fördert die eigene Standkraft und bringt innere Ruhe. Dies tut wiederum dem Gepflegten gut.

Stellen Sie sich bitte folgende Situation vor: Der pflegebedürftige Vater liegt den ganzen Tag in seinem Bett. Um seine Haut zu entlasten, ist es erforderlich, ihn alle zwei Stunden in eine neue Position zu bringen. Dies tut seine Tochter zuverlässig. Ihre Ankündigung dieser Pflegehandlung kann dabei so sein: „Papa, nicht erschrecken! Ich muss dich jetzt wieder umdrehen." Das „müssen" ist vielen Menschen ebenso vertraut wie die Aufforderung nicht zu erschrecken. Ich werde Ihnen gleich eine Formulierung ohne „erschrecken", „nicht" und „müssen" anbieten. Dazu ordne ich zusätzlich die Reihenfolge der beiden Sätze: Erst kommt der Satz mit der Rahmeninformation und dann der Diskurs.

Dann klingt die gleiche Situation so: „Papa, du liegst jetzt schon zwei Stunden auf derselben Seite. Es ist Zeit, dass ich dich wieder in eine andere Position bringe. Ich werde dich gleich nach rechts drehen. Bist du bereit?"

Dieses Muster lässt sich auf viele pflegerische Handlungen übertragen. So ist es für den Gepflegten leicht, sich auf den nächsten Schritt einzustellen, und auch die Situation insgesamt wird ohne die häufigen „müssen", „nicht" und „erschrecken" einfacher. Dies gilt sowohl für den Gepflegten als auch für den pflegenden Angehörigen.

Pflegende Angehörige entwickeln im Lauf der Zeit eine hohe Kompetenz für die Pflege ihres Angehörigen. Dabei eignen sie sich oft in einem Maß Fachwissen zu dessen speziellen Krankheitsbild an, so dass sie wahre Fachleute für ihren Angehörigen werden. Doch sind sie damit natürlich nicht Spezialisten für das jeweilige Krankheitsbild als solches, das von Patient zu Patient auch unterschiedlich aussehen kann.

Es erfordert nach meiner Erfahrung Fingerspitzengefühl auf beiden Seiten, diese Kompetenz der Angehörigen richtig einzuschätzen. Es geschieht sicher bisweilen, dass Fachleute die Pflegekompetenz von Angehörigen unterschätzen. Oft versäumen sie es, ihnen weitere Informationen und Anregungen zu geben, die zu diesem Kenntnisstand passen und dem Angehörigen weiterhelfen würden.

Eine solche Situation erlebte ich in einem Krankenhaus, in dem mein Mann als Patient war. Der Oberarzt, von dem gleich die Rede sein wird, kannte meinen Mann nur von den Tagen, in denen er dort behandelt wurde. Mich hatte der Oberarzt sicher gelegentlich bei meinen Besuchen gesehen, doch hatte er mich nicht als Ehefrau wahrgenommen. Als die Untersuchungsergebnisse da waren, kam er zu meinem Mann ans Bett und sprach mit ihm. Er fragte ihn korrekt, ob es für ihn in Ordnung sei, dass sein Besuch – ich – auch im Raum bleibe, was mein Mann natürlich bejahte.

Dann geschah Folgendes: Ich hörte gut zu und stellte dann ohne eine spezielle Ankündigung einige differenzierte Fragen zu den Laborwerten und der Therapieempfehlung, die der Arzt daraus ableitete. Ich kannte mich ganz offensichtlich gut aus. Darauf antwortete mir der Oberarzt umfassend. Dann stellte ich ihm noch eine Frage und sagte dabei: „Mein Mann ..." Da schaute er mich erstaunt an, schwieg einen Moment und sagte dann: „Ach, Sie sind nur Angehörige! Ich dachte, Sie wären Kollegin!" Es war, als ob ich ihn getäuscht hätte. Doch wollte ich das natürlich nicht. Von da an gab er uns keine wesentlichen Auskünfte mehr, sondern begann mit Allgemeinplätzen. Kurz darauf verließ er mit allgemeinen guten Wünschen den Raum und ließ uns zurück.

Was war geschehen? Mit meinen Fragen bin ich mit der Tür ins Haus gefallen. Im Sinne des Lingva Eterna Kommunikationsmodells habe ich mit dem vierten Schritt begonnen und die ersten drei ausgelassen. Wie ich heute weiß, ist dies ist eine häufige Ursache für eine fehlgeleitete Kommunikation. Ich hatte versäumt, vor meinen Fragen einen passenden Rahmen zu bilden und noch vorher den Arzt mit seinem Namen anzusprechen. Dann hätte ich einleitend Folgendes sagen können: „Herr Dr. Michaelis, ich habe Ihnen interessiert zugehört. Als Erstes will ich mich Ihnen gern vorstellen: Ich bin Mechthild von Scheurl, die Ehefrau Ihres Patienten. – Ich begleite meinen Mann schon lange mit seiner

Krankheit. Darf ich Ihnen eine Frage zu den Laborwerten stellen?“

Mit meinem heutigen Wissen von Sprache und Kommunikation wäre die oben genannte Situation wahrscheinlich nie entstanden und ich hätte vermutlich noch die erhofften Empfehlungen für zu Hause erhalten.

Ich ermutige alle pflegenden Angehörigen, sich Erklärungen und Anregungen geben zu lassen und auch nachzufragen. Fachleute sind im Allgemeinen auskunftsbereit und zeigen Ihnen gern, was Sie brauchen. Als besonders hilfreich habe ich beispielsweise die konkreten Hinweise zum Heben, Tragen und Lagern empfunden.

Ebenso ermutige ich Sie, an sich und Ihre eigene pflegerische Kompetenz zu glauben. Sie werden sicher manchmal im Alltag eine Entscheidung treffen müssen, für die allein Sie geradestehen. Dabei werden Sie mit Sicherheit immer nach bestem Wissen und Gewissen handeln. Und das ist der Maßstab.

Als Letztes bitte ich Sie, auf sich selbst zu achten. Das ist wichtig. Sie können nur so lange pflegen, wie Sie selbst gesund bleiben. Sicher werden Sie für Ihren Angehörigen alles tun, was Ihnen möglich ist. Dabei werden Sie vielleicht ganz ehrlich denken und es auch so fühlen: „Das ist doch selbstverständlich. Das mache ich doch gern!“ Doch seien Sie bitte achtsam mit sich.

Wir können nur so lange barmherzig mit einem anderen umgehen, wie wir auch mit uns selbst barmherzig sind. Erlauben Sie sich rechtzeitig, sich selbst eine Auszeit zu gönnen, und wenn es nur zwei oder drei Stunden sind.
Es gehörte zu meinem Lernen dazu, Hilfen anzunehmen und auch Hilfe zu erbitten. Wie von selbst kamen lange Zeit Sätze aus meinem Mund wie: „Danke nein. Das schaffe ich schon!“ und „Danke nein. Das geht schon!“ Viele Menschen sind gern bereit, zu helfen. Diese Hilfe tut beiden Seiten gut: dem, der hilft, und auch dem, der die Hilfe annimmt. Je konkreter und erfüllbarer Ihr Wunsch ist, desto leichter und lieber werden ihn andere erfüllen. Es ist kein Zeichen von Schwäche, in einer solchen Pflegesituation um Hilfe zu bitten. Vielmehr sehe ich darin eine Stärke, genau dies zu tun.
Ich lernte, beispielsweise eine Bekannte zu fragen: „Margit, ich sehe, dass du gerade einkaufen gehst. Ich komme heute kaum aus dem Haus. Darf ich dich bitten, mir etwas mitzubringen?“ Oder ich bat meinen Nachbarn: „Herr Maier, ich will meinen Mann im Rollstuhl in den ersten Stock bringen. Zu zweit wird es gut gehen. Sind Sie bereit, mir dabei zu helfen?“
Bei einer anderen Gelegenheit wollte eine Nachbarin mir und meinem Mann helfen. Sie packte den Rollstuhl irgendwie mit an. Dabei störte sie mich eher, als dass sie mir half. Ich würdigte, dass sie uns helfen wollte, und

sagte zu ihr: „Ich sehe, dass Sie uns helfen wollen. Das ist freundlich von Ihnen. Das hier mache ich gerne allein. Darf Sie um etwas anderes bitten?“ Am Ende dankte ich natürlich für die Hilfe.

Diese Art der Kommunikation wendete ich erst mit der Zeit an. Heute weiß ich mit dem Blick auf das Kommunikationsmodell, dass ich, ohne es bewusst zu tun, alle fünf Schritte anwendete. Damit kam ich gut zurecht.

Die Zeit der Pflege eines Angehörigen ist eine besondere Zeit. Sie kann in einem ganz besonderen Maße Nähe und Innigkeit bringen. Es ist wichtig, der Beziehung selbst viel Aufmerksamkeit zu schenken. Der Gepflegte ist und bleibt der eigene Mann, die eigene Frau, Mutter, Vater, Bruder, Schwester oder auch das eigene Kind.

Der bewusste Umgang mit der Sprache erleichtert es auch in dieser anspruchsvollen Zeit, diese Beziehung liebevoll und wertschätzend zu leben und zu gestalten und sich selbst auf eine angemessene Weise Freiräume zu erhalten. Diese kommen auch dem Gepflegten und letztlich der ganzen Familie zugute.

Ich danke allen pflegenden Angehörigen und allen professionell Pflegenden von Herzen für ihre segensreiche Arbeit! Sie leisten damit einen wichtigen Beitrag zu einer friedvollen, menschlichen Gesellschaft.

Die Herausgeberin, der Autor und die Autorinnen

Die Autorinnen sind alle ausgebildete Dozentinnen oder Fachdozentinnen für das Lingva Eterna Sprach- und Kommunikationskonzept. Die Herausgeberin und der Autor sind Ausbilder. Sie erreichen sie über die Website der Dozentenvereinigung. Dort finden Sie auch nähere Angaben zu ihnen und ihren Angeboten.

www.lingva-eterna-dozentenvereinigung.eu

Zenobia Frosch lehrt mit dem Schwerpunkt Gesundheits- und Sozial-, insbesondere Pflegemanagement an der Fachhochschule für Ökonomie und Management in Stuttgart. Zuvor war sie 16 Jahre als Pflegedirektorin im Pflegemanagement deutscher Krankenhäuser tätig. Ihren Ursprung hat sie in der Krankenpflege. Zenobia Frosch berät verschiedene Anbieter der Gesundheitsbranche und begleitet und moderiert Konzeptionsentwicklungen. Sie ist Fachdozentin und Coach für das Lingva Eterna Sprach- und Kommunikationskonzept. Hierzu hält sie Vorträge und begleitet Führungskräfte mit Sprachseminaren und Coaching.

Kontakt: dr.zenobia.frosch@lingva-eterna.de

Maria Lackner ist diplomierte Gesundheits- und Krankenschwester in Österreich. Sie hat langjährige Berufs- und Führungserfahrung in den Bereichen Akutpflege sowie ambulante und stationäre Langzeitpflege. Bislang begleitete und pflegte sie vor allem chronisch kranke, alte und sterbende Menschen und deren Angehörige. Seit zwei Jahren arbeitet sie auf einer Geburtshilfestation, wo sie Wöchnerinnen mit ihren Neugeborenen betreut. Als Dozentin für Lingva Eterna hält sie Vorträge und Seminare und berät und begleitet Einzelpersonen.
Kontakt: maria.lackner@lingva-eterna.at

Friederike Leuthe ist Altenpflegerin und arbeitete viele Jahre sowohl in der ambulanten als auch in der stationären Pflege mit Menschen mit Demenz, sie begleitete und pflegte sie. Nach einem späten Studium ist sie heute Diplom-Pflegewirtin und leitet eine Einrichtung für Senioren in Erlangen. Sie ist Autorin mehrer Artikel und Bücher. In diesen befasst sie sich mit den Grundsätzen einer gelingenden Kommunikation mit Menschen mit Demenz. Sie bietet Seminare und Vorträge zu diesem Thema an. Lingva Eterna spielt für alle diese Angebote eine große Rolle. Sie ist Dozentin für Lingva Eterna und lebt in Erlangen.
Kontakt: friedericke.leuthe@lingva-eterna.de

Mechthild R. von Scheurl-Defersdorf ist Sprachwissenschaftlerin. Sie hat das Lingva Eterna Sprach- und Kommunikationskonzept begründet und leitet das gleichnamige Institut in Erlangen. Seit 1991 hat sie zum Thema Sprache und Kommunikation mehrere grundlegende Bücher und Kartensätze veröffentlicht. Sie gibt im deutschsprachigen Raum Seminare und Vorträge zu diesem Thema. Gemeinsam mit Dr. Theodor von Stockert bildet sie Dozenten und Fachdozenten aus. Beide Ausbildungen sind berufsbegleitend. Mechthild R. von Scheurl-Defersdorf lebt in Erlangen.
Kontakt: mechthild.v.scheurl-defersdorf@lingva-eterna.de

Petra Springer ist ausgebildete Krankenschwester, hat ein Studium zur Diplom-Medizinpädagogin an der Humboldt Universität zu Berlin absolviert und ist Heilpraktikerin für Psychotherapie. Sie befasst sich seit über 20 Jahren mit Kommunikation und gehirngerechtem Lernen und hat sich als BrainLand- und MindMapping- Trainerin weitergebildet. Als Fachdozentin und Coach für Lingva Eterna hält sie Vorträge und Seminare, berät und begleitet einzelne Personen, Führungskräfte, Teams sowie Einrichtungen und Unternehmen.
Kontakt: petra.springer@lingva-eterna.de

Theodor von Stockert ist Senior Partner des Lingva Eterna Instituts für bewusste Sprache. Als Nervenarzt, Neurowissenschaftler und Chefarzt i. R. trägt er seit 2004 durch seine fachliche Kompetenz entscheidend zur Weiterentwicklung des gleichnamigen Sprach- und Kommunikationskonzepts bei. Er hat wesentliche Grundlagen für die Ausbildung der Dozenten und der Fachdozenten geschaffen. Er begleitet die meisten offenen Seminare des Instituts sowie die Ausbildungen. Diese finden in seinem Seminarhaus in Nürnberg statt.

Kontakt: v.stockert@lingva-eterna.de

Literaturhinweise

- Leuthe, Friederike: Richtig sprechen mit dementen Menschen. München 2012
- von Scheurl-Defersdorf, Mechthild R.: Die Kraft der Sprache. 80 Karten für den alltäglichen Sprachgebrauch. Erlangen, 10. Auflage 2015
- von Scheurl-Defersdorf, Mechthild R.: Sprachkarten – Denkmuster aktiv wandeln. Erlangen, 6. Auflage 2015
- von Scheurl-Defersdorf, Mechthild R.: In der Sprache liegt die Kraft – klar reden, besser leben. Freiburg i. Br. 2016
- von Scheurl-Defersdorf, Mechthild R.: In der Sprache liegt die Kraft – sich selbst und andere führen. Hörbuch: Erlangen, 3. Auflage 2016
- von Scheurl-Defersdorf, Mechthild R.: Mitmach-Heft: Sieben Tage achtsam sprechen. Freiburg i.Br. 2017
- von Stockert, Theodor: Meine Sprache und ich. Mit Sprachstruktur Persönlichkeit entwickeln. Erlangen 2016
- von Stockert, Theodor: Lingva Eterna Kommunikationsmodell. Didaktisches Material für die Arbeit mit Kindern. Erlangen 2017
- von Stockert, Theodor: Lingva Eterna Kommunikationsmodell. Didaktisches Material, Standardset. Erlangen 2017

Register

Raum für Ihre Notizen

Raum für Ihre Notizen

Raum für Ihre Notizen